全彩圖解

暢銷逾22年 全新編修珍藏版

陳旺全 神效穴療

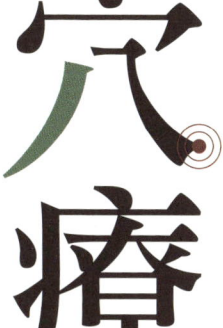

國際東洋醫學會總會長
義守大學學士後中醫學系講座教授

陳旺全醫學博士◎著

CONTENTS 總目錄

作者序│持續經穴養生，提昇生活品質、享受健康餘命 ⋯⋯ 010

Part 01　穴位療法基本認識

CHAPTER 1　穴療原理與基礎運用 ⋯⋯ 016

手部穴位│捍衛健康的最前哨 ⋯⋯ 016

體部穴位│讓疾病無所遁形 ⋯⋯ 017

穴位療法功效 ⋯⋯ 018

刺激要領│力道、節奏、時間 ⋯⋯ 020

CHAPTER 2　穴療工具與手法技巧 ⋯⋯ 022

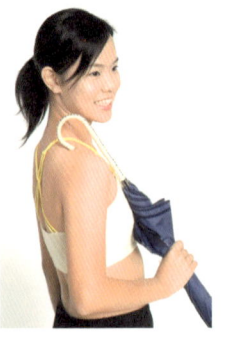

妙用小工具1│常見用品 ⋯⋯ 022

妙用小工具2│尖銳物品 ⋯⋯ 024

妙手好工具1│身體重量、拳頭、毛巾 ⋯⋯ 025

妙手好工具2│溫熱器具 ⋯⋯ 026

穴位刺激技巧 ⋯⋯ 028

Part 02 **各系統 DIY 穴位對症療法**

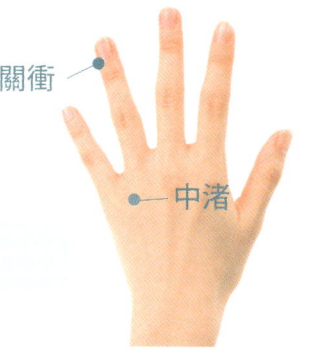
關衝
中渚

CONTENTS 總目錄

CHAPTER 3　**神經精神系統**……034

記憶力衰退……034、眩暈……036

三叉神經痛……038、顏面神經麻痺……040、失眠……042

精神衰弱……044、抑鬱症……046、中暑……048

頭痛……050

CHAPTER 4　**內分泌系統**……052

甲狀腺機能亢進症……052、甲狀腺功能減退症……054

多汗……056、糖尿病……058

CHAPTER 5　**心血管系統**……060

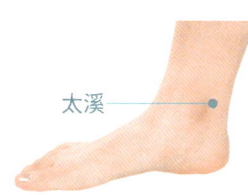
太溪

腦動脈硬化症……060

短暫腦缺血發作（腦中風）……062

心絞痛（狹心症）……064

CHAPTER 6　**呼吸道系統**……066

鼻塞……066、普通感冒……068、流行性感冒……070

急性扁桃腺炎……072、慢性支氣管炎……074

支氣管哮喘……076、過敏性鼻炎……078

CHAPTER 7　消化道系統 ⋯⋯ 080

慢性胃炎 ⋯⋯ 080、呃逆 ⋯⋯ 082、急性腸炎 ⋯⋯ 084

吸收障礙 ⋯⋯ 086、腹瀉 ⋯⋯ 088、痔瘡 ⋯⋯ 090

便秘 ⋯⋯ 092、脂肪肝 ⋯⋯ 094、消化性潰瘍 ⋯⋯ 096

CHAPTER 8　泌尿系統 ⋯⋯ 098

膀胱炎 ⋯⋯ 098、急性前列腺炎 ⋯⋯ 100

乳糜尿（尿濁）⋯⋯ 102

遺精 ⋯⋯ 104、陽痿 ⋯⋯ 106、慢性前列腺炎 ⋯⋯ 108

Part 03　常見症狀 DIY 穴位對症療法

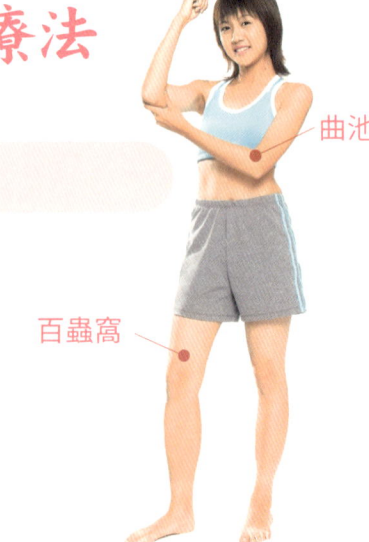

曲池

百蟲窩

CHAPTER 9　皮膚科 ⋯⋯ 112

蕁麻疹 ⋯⋯ 112、痱子 ⋯⋯ 114

汗皰疹、濕疹 ⋯⋯ 116

青春痘 ⋯⋯ 118、牛皮癬 ⋯⋯ 120

脂漏性皮膚炎（脫髮）⋯⋯ 122

| CHAPTER 10 | 肌肉骨骼系統 …… 124 |

類風濕性關節炎 … 124、落枕 … 126、肩周炎（五十肩）… 128
網球肘 … 130、腰背痠痛 … 132、足跟痛 … 134

| CHAPTER 11 | 眼科 …… 136 |

假性近視 … 136、麥粒腫（針眼）… 138

Part 04 特殊族群
DIY 穴位對症療法

| CHAPTER 12 | 婦科 …… 142 |

經前緊張症候群 … 142、月經不調 … 144、原發性痛經 … 146
更年期症狀 … 148、產後乳汁過少 … 150

| CHAPTER 13 | 小兒科 …… 152 |

小兒夏季熱 …… 152

小兒遺尿症 …… 154

兒童肥胖症 …… 156

小兒夜啼 …… 158

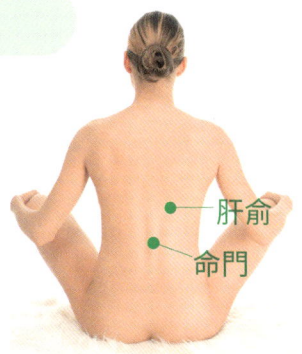

CONTENTS 主題目錄（手部穴位＆體部穴位保健速覽）

- **手部穴位**：多用於簡便自我按摩，如合谷、內關、勞宮等。
- **體部穴位**：需較大按壓力道或他人協助，如足三里、三陰交、關元等。
- **適用景況：**

  手部穴位適合日常保健、輕症緩解（如頭痛、失眠）。

  體部穴位多用於慢性病調理（如糖尿病、高血壓）。

CHAPTER 3 神經精神系統

病症	手部穴位	體部穴位	頁碼
記憶力衰退	命門、少澤	間使、三陰交	035
眩暈	中渚、關衝	風市、中都	037
三叉神經痛	心悸點、後谿	地倉、內關	039
顏面神經麻痺	大陵、合谷	頰車、下關	041
失眠	通里、心包區	足三里、漏谷	043
精神衰弱	心穴、大陵	足三里、三陰交	045
抑鬱症	肝穴、手掌區	支溝、陰郄	047
中暑	合谷、內關	大椎、交信	049
頭痛	頭頂點、前頭點、偏頭點、後頭點、合谷	太衝	051

CHAPTER 4 內分泌系統

病症	手部穴位	體部穴位	頁碼
甲狀腺機能亢進症	心悸點、心穴	間使、腹溜	053
甲狀腺功能減退症	手掌區、腎穴	風池、陰郄	055
多汗	勞宮、多汗點	百會、神門	057
糖尿病	命門、大陵	肝俞、腎俞	059

CHAPTER 5 心血管系統

病症	手部穴位	體部穴位	頁碼
腦動脈硬化症	少衝、全頭點	內關、太溪	061
短暫腦缺血發作（中風）	關衝、勞宮	外關、地五會	063
心絞痛（狹心症）	大陵、外勞宮	間使、膻中	065

CHAPTER 6 呼吸道系統

病症	手部穴位	體部穴位	頁碼
鼻塞	呼吸治療區、鼻痛點	大椎、迎香	067
普通感冒	肺穴、陽池	少商、魚際	069
流行性感冒	呼吸治療區、魚際	孔最、二間	071
急性扁桃腺炎	中衝、咽喉區	太溪、照海	073
慢性支氣管炎	肺穴、咳喘點	尺澤、大椎	075
支氣管哮喘	肺穴、咳喘點	腎俞、關元	077
過敏性鼻炎	魚際、合谷	印堂、迎香	079

CHAPTER 7 消化道系統

病症	手部穴位	體部穴位	頁碼
慢性胃炎	胃腸點、胃腸區	梁丘、足三里	081
呃逆	胃腸點、中魁	中脘、三陽絡	083
急性腸炎	下痢點、胃脾大腸區	大腸俞、下巨虛	085
吸收障礙	胃腸點、胃腸區	天樞、上巨虛	087
腹瀉	大腸、下痢點	上巨虛、中脘	089
痔瘡	會陰、大腸點	二白、孔最、承山	091
便祕	胃腸點、大腸點	大腸俞、支溝	093
脂肪肝	肝穴、胃腸點	肝俞、胃俞	095
消化性潰瘍	胃腸點、胸腹區	上巨虛、下巨虛	097

CHAPTER 8 泌尿系統

病症	手部穴位	體部穴位	頁碼
膀胱炎	命門、腎穴	腹溜、陰陵泉	099
急性前列腺炎	腎穴、命門	陰陵泉、地機	101
乳糜症（尿濁）	腎穴、會陰	氣海、足三里	103
遺精	生殖區、腎穴	曲骨、水泉	105
陽痿	地神、勞宮	關元、足三里、三陰交	107
慢性前列腺炎	腎穴、生殖區	石門、中極	109

CHAPTER 9 皮膚科

病症	手部穴位	體部穴位	頁碼
蕁麻疹	心穴、肺穴	合谷、血海	113
痱子	肺穴、合谷	築賓、血海	115
汗皰疹、濕疹	曲池、肺穴	血海、三陰交	117
青春痘	胃脾大腸區、肺穴	梁丘、築賓	119
牛皮癬	商陽、合谷	委中、承山	121
脂漏性皮膚炎（脫髮）	肺穴、肝穴	曲池、百蟲窩	123

CHAPTER 10 肌肉骨骼系統

病症	手部穴位	體部穴位	頁碼
類風濕性關節炎	陽池、八邪	陽陵泉、絕骨	125
落枕	落枕、落零五	風池、委中	127
肩周炎（五十肩）	頸項點、腕骨	肩井、肩髃	129
網球肘	陽池、手三里	少海、陽陵泉	131
腰背痠痛	腰一穴、腰三穴	三焦俞、腎俞	133
足跟痛	足腿區、腰三穴	照海、太溪	135

CHAPTER 11 眼科

病症	手部穴位	體部穴位	頁碼
假性近視	二明、肝穴	睛明、上光明	137
麥粒腫（針眼）	腕骨、商陽	絲竹空、印堂	139

CHAPTER 12 婦科

病症	手部穴位	體部穴位	頁碼
經前緊張症候群	神門、肝穴	中極、三陰交	143
月經不調	肝穴、腎穴	關元、足三里	145
原發性痛經	生殖區、少府	關元、三陰交	147
更年期症狀	生殖區、心包區	血海、三陰交	149
產後乳汁過少	健脾區、胸腹區	膻中、乳根	151

CHAPTER 13 小兒科

病症	手部穴位	體部穴位	頁碼
小兒夏季熱	肺穴、魚際	曲池、內庭	153
小兒遺尿症	夜尿點、陽谷	人中、關元	155
兒童肥胖症	胃脾大腸區、神門	中脘、水分	157
小兒夜啼	大陵、神門	肝俞、命門	159

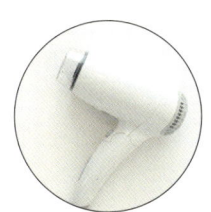
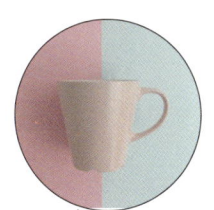
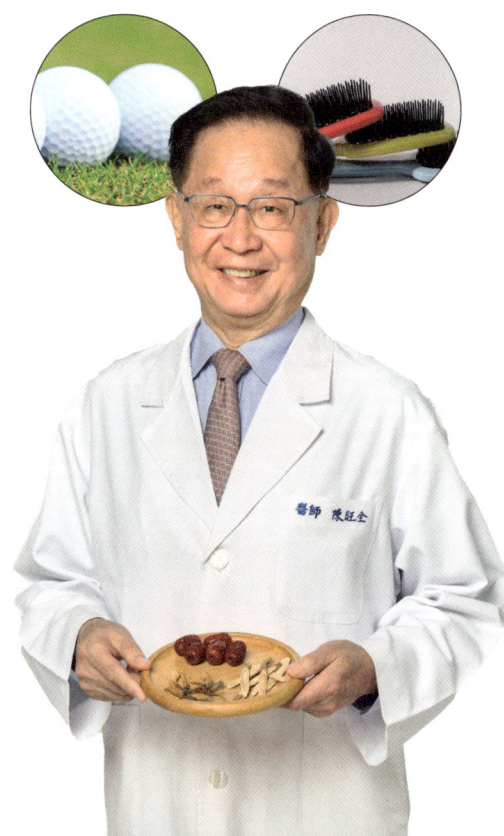

PREFACE 作者序

作者序

持續經穴養生，
提昇生活品質、享受健康餘命

　　健康的確左右著一個人一生的幸或不幸，常言道：「人吃五穀雜糧，須順四時節氣，而現今面臨複雜的競爭社會環境，難免會生病」。所以常會在生活中察覺到一些小毛病，雖然不是那麼嚴重，但就是令人在意、令人不舒服，這時您是積極地找尋醫師查一個究竟，或是置之不理，過一天算一天呢？

　　站在傳統醫學一向講究的「上工治未病」及「預防勝於治療」的立場，當然建議您必須及時地找醫師診治，而在就診之前、檢查之餘、治療之時，更極力推薦您一種比藥療、食療更方便，比運動更輕鬆的養生保健方式——穴位精準療法！

　　我從事臨床工作約 40 年，除內科外，在針灸的治療領域中，不管是疾病的治療或身體的保健都有相當深厚的研究，不僅在國內，並遠赴東瀛，在日本大學附設醫院婦產科門診中，

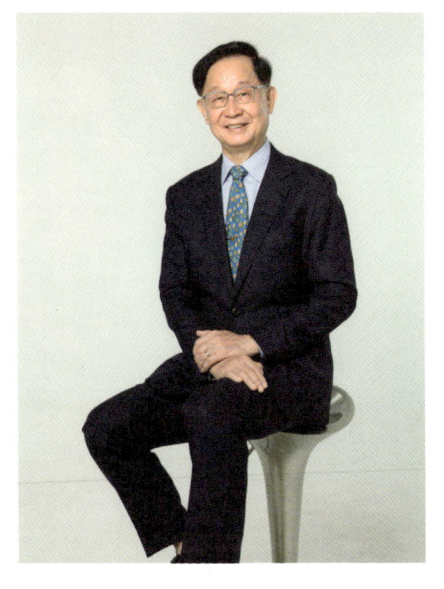

PREFACE

持續經穴養生，提昇生活品質、享受健康餘命

以針灸醫學技術治癒許多患者，其成果並於日本「產婦人科漢方研究會」發表，深獲重視。如今深感國內眾多民眾，對經穴的一知半解，及許多坊間非醫師人員的指導錯誤，及以訛傳訛的宣稱療效，誤導民眾甚深，基於醫生的職責所在，於診務忙碌之餘，積極地投入此次的編著工作，期待讓國人輕易確認經絡穴位之所在，清楚了解穴位之神奇效能。

本書為了善盡照護民眾健康的責任，同時增闢了中藥輔助法，以增強療效。但要強調的是僅提供參考，有疾病一定須諮詢中醫師使用為宜。

經穴刺激療法正是傳統醫學的寶藏，只要稍加認識經絡、穴道所在，運用適當的手法與力道，刺激人體特定穴位，便可以促進身體的生理效應，改善病情，提高自然治癒能力，調節

免疫機能，同時還可強化肌肉、神經、關節等系統，並促進血液及淋巴循環系統的正常化。

生活步調快速的現代，人人為了事業及家庭奔波忙碌，累積了無比的壓力與緊張，很容易造成身心的失調。一旦身體發生疾病的訊號，若未及時處理，勢必會造成身體的危害及百病叢生，往往難以補救。

個人行醫多年，看過各式各樣的人與病，有順心，有無奈，也有難過；值得欣慰的是，我一直以積極樂觀的心來面對。於是將臨床中最常見的疾病之病因與病機，以經穴刺激及藥物輔助之療效，做一完整且有系統的說明，內容簡潔扼要，力求深入淺出，並結合個人的生活方式，讓您掌握養生保健的要訣，幫助大家都能好好享受健康餘命到天年。

這裡必須再次強調的是穴位方便找、效果好，且本書所摘錄的是個人的臨床經典之作，並經義守大學學士後中醫學系學

生的臨床實錄，才順利完成，也在此一併致謝！期待本書的出版，能豐富大家生命的長度與寬度；建構大家的美好心情與願景，也能讓我在醫術上事事盡心。

同時希望本書成為朋友們的健康守護神；也是朋友們「經穴養身，健康一生」的保健智庫；同時，因為眾多朋友與病友一直持續反應對本書的需求，才有了這次重新編輯、出版的機會，在此一併致謝。

俗話說：「留得青山在，不怕沒柴燒。」擁有健康的身體，才有能力賺取財富。讓我們從今天開始輕鬆應用這本書，好好的落實經穴養生，疼惜自己的生命，使生命品質得以更上層樓，永遠健康與快樂。

PREFACE

持續經穴養生，提昇生活品質、享受健康餘命

Part 01

穴位療法
基本認識

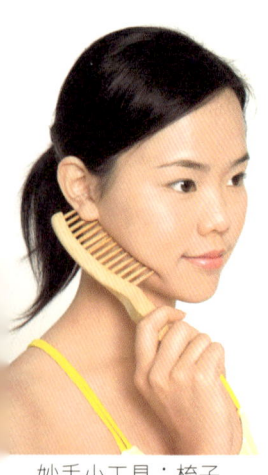

妙手小工具：梳子

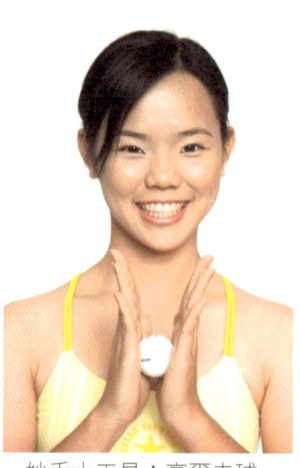

妙手小工具：高爾夫球

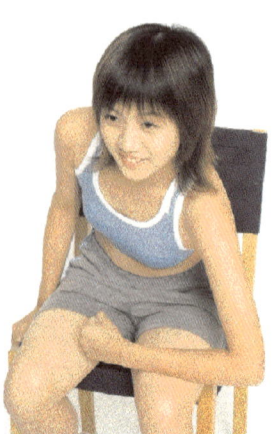

自我按壓手法

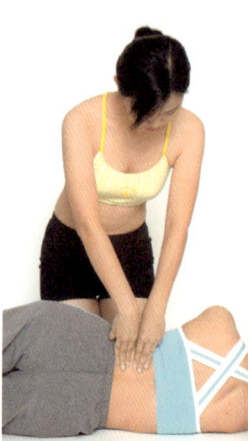

幫人按壓手法

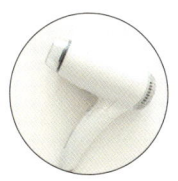 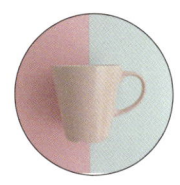 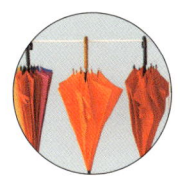 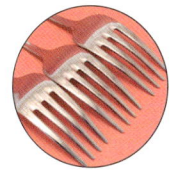

　　穴位療法源自古代中醫理論，通過刺激特定穴位來調理氣血、平衡陰陽，進而改善健康。科學研究證實，穴位按摩能促進血液循環、緩解疼痛、調節免疫力，並對情緒管理有顯著效果。例如，按摩手部「內關穴」可減輕憂鬱，刺激「足三里」則能緩解肌肉疲勞。

　　這項療法簡單易行，無需特殊工具，日常生活中的筆、高爾夫球甚至吹風機都能輔助操作。無論是改善睡眠、提升活力，還是預防疾病，穴位療法都是一種安全有效的自我保健方式，適合現代人融入日常生活，隨時隨地守護健康。

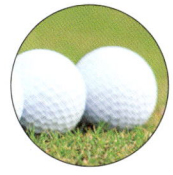 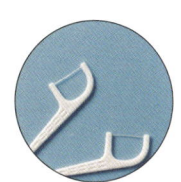 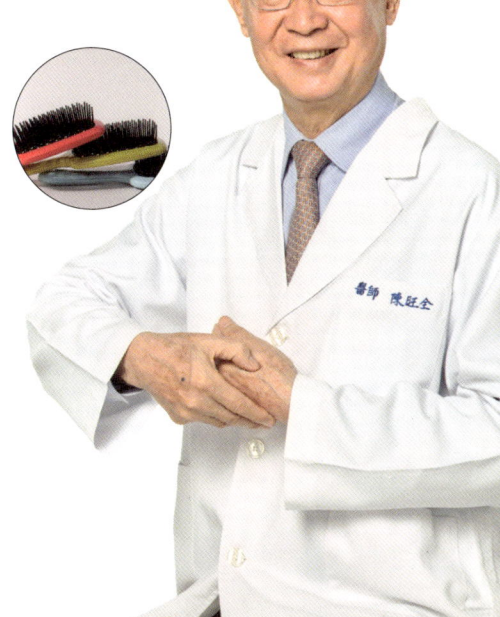

CHAPTER 1　穴療原理與基礎運用

手部穴位｜捍衛健康的最前哨

「內臟的健康是維持人生命所必需的重要條件。」或許有人會想：「這不是理所當然的事嗎？」然而，事實上有許多現代人都忽略了這種理所當然的事。

在門診中，經常可以聽到上班族患者說：「最近稍微累一下馬上就疲憊不堪，不是隔天全身痠痛就是腦筋遲鈍、擠不出任何新構想。」其實那就是內臟衰弱的症候，聽到這話一定會有人覺得不可思議，因為他們深信體力衰退或頭腦遲鈍是由於老化或壓力過重所致。

身心失調多半是由於內臟失調使活動的能量供給不足而引起的。若觀看這類人的手掌，就能發現內臟失調的徵兆，若在手掌穴位刺激之後即可提高內臟的機能，恢復體力，也能消除他們的煩惱。

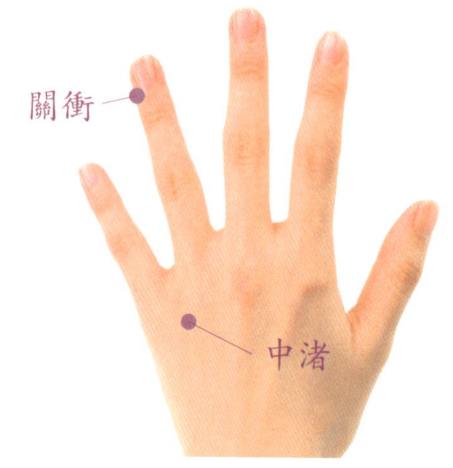

▲ 若內臟失調，觀看手掌可發現徵兆，針對手掌穴位刺激之後即可提高內臟的機能，恢復體力，也能消除病症。

不過，若不了解手掌穴位的效用，往往容易忽視內臟的病變，甚至招致無可挽回的遺憾。天天仍然健朗地工作的人，某天突然內臟衰竭發病死掉，一般來說都不是「某天突然得病」，而是平日即已覺得「不適」卻不加注意及改善，日積月累形成的結果。看起來，病似乎是來得突然，其實只是對發病之前的不適掉以輕心罷了。在未演變為嚴重疾病之前，若能消除內臟的不適，也不會到最後唏噓感嘆了。因此，希望各位平日即能夠活用手部穴位療法。

體部穴位｜讓疾病無所遁形

經絡是連接內臟和手腳的能源管路，也是情報的傳達路線，若能了解經絡的內容，就能更加深刻了解穴位的效果和重要性。在人體內縱橫著連接內臟的十二條經絡，執掌能量的控制。中醫理論中所說的內臟與西醫所談的稍有不同。中醫設定體內有腎臟、心臟、肝臟（也包括胰臟）、肺臟、脾臟、

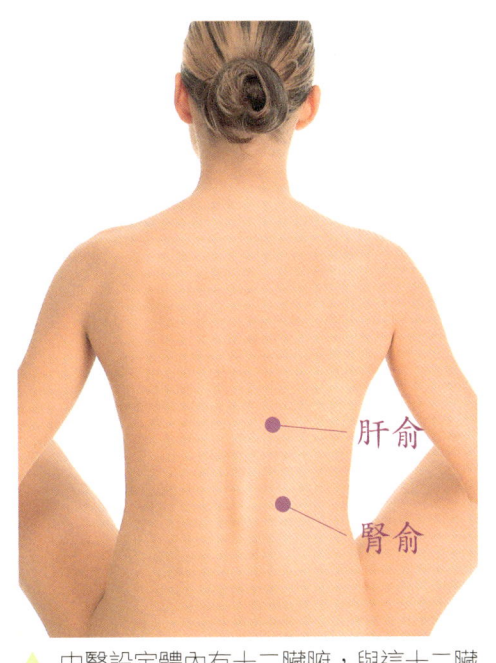

▲ 中醫設定體內有十二臟腑，與這十二臟腑對應的各有十二條經絡，而活用體部穴位療法，即能達到養生保健之效用。

膽囊、胃、小腸、大腸、膀胱——即所謂的「五臟六腑」，即外加上包住心臟的薄膜心包以及獨攬內泌系統的三焦合計共有十二臟腑。

與這十二臟腑對應的各有十二條經絡，其中六條以手指為出發點，另外六條是以腳趾為出發點，再加上任督兩脈，合為十四經。經絡在人體生理上是輸送氣血、發揮營內衛外的作用，從而使臟腑組織之間保持平衡，內外得到協調。如果一旦生理作用失調，必然會在氣血所行的經絡臟腑方面發生各種異狀。因此，活用體部穴位療法，即能達到養生保健之效用。

穴位療法功效

▶刺激成長

根據觀察，早產兒如果每天 3 次，每次 15 分鐘，在太陽膀胱經做經穴按摩他的身體和刺激他的四肢穴位，體重增加比一般嬰兒快。而胃的蠕動也增加，可促進食物的吸收。

▶改善情緒

罹患憂鬱症的人，在手部內關穴每天按摩約 20 分鐘，一週後，可以發現減少憂鬱和焦慮，而這種病人升高的腎上腺皮質

▲ 每天按摩內關 10-20 分鐘，可抗憂鬱。

激素濃度，在經穴按摩刺激後會減少。這樣情形，也出現在厭食症病人的身上。有趣的是在戒菸方面，在想要抽菸時，做手部的肺穴或耳部的神門穴按摩，可以降低戒菸時的焦慮，即時改善心情。

▶ 減緩疼痛

在肌肉疼痛方面，每星期泡溫水澡兩次，每次 20 分後按摩刺激足陽明胃經及足少陽膽經，並在足三里和陽陵泉穴每次 20 分鐘，6 星期後，疼痛明顯減少，也減輕痠痛和疲倦，晚上也睡得比較甜。而在偏頭痛方面，就不會發作，而且與快樂有關的神經傳導物質──血清素也會增加。由於疼痛會影響睡眠的品質，這種病人血中的物質 P 增多，也是造成疼痛的原因。在手部神門穴做經穴按摩刺激後，物質 P 也減少，產生抗氧化作用，清除自由基。

▶ 調節免疫力

經穴按摩，尤其神奇的是在免疫系統方面。經穴按摩可以讓自然殺手細胞增多，這種細胞在對抗病毒和癌細胞上扮演了重要的角色。此外，氣喘的小朋友在經穴按摩刺激後可減少發作，而罹患糖尿病的小孩在睡前讓父母按摩

▲ 每天經穴按摩 10-20 分鐘，可調節免疫力。

20 分鐘，一個月後血糖有比較好的控制，父母和小孩的精神也有所改善。

刺激要領｜力道、節奏、時間

本書特別介紹一些任何人都可以輕易明瞭，且有療效的穴位刺激法。並針對身體各部位的各種症狀加以說明，讀者們可依自己的需求來學習應用，讓你能找到對症的穴位，接著依照指示刺激穴道，只要掌握技巧，即能將刺激穴道的特殊功效發揮得淋漓盡致。

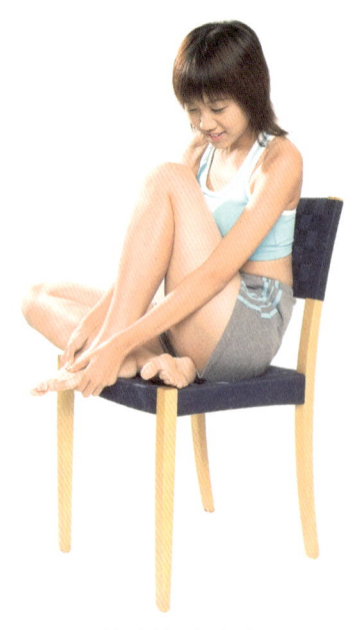

▲ 穴位療法隨時隨地皆可進行，只要善於利用平日生活的零碎時間。

原則上，穴位療法是隨時隨地可進行的。做穴道刺激時，除了某些需特別躺下才能刺激到的穴位之外，並無特定的場所要求。只要利用坐公車、搭捷運、坐飛機、坐遊輪、看電視、休閒時等零碎時間就能進行，即使是生活忙碌的人也能輕鬆地持之以恆，早日消除身體上讓你煩惱已久的不舒服。

掌握刺激穴道的三大思路：也就是力量、筋膜、協調。

▶ 力道刺激度分強、中、弱

1. **力道「強」**：刺激力道約 3 公斤，指受刺激之穴位有酸、脹、麻及受壓部位凹陷明顯。
2. **力量（中）**：刺激力道約 2 公斤，指受刺激之穴位酸痛及受壓部份凹陷較深。
3. **力量（弱）**：刺激力道約 1 公斤，指受刺激之穴位有壓力感及受壓部份凹陷。

▶ 節奏分為長、中、短

1. **節奏「長」**：是指刺激 9 秒鐘，休息 9 秒鐘。
2. **節奏「中」**：是指刺激 6 秒鐘，休息 6 秒鐘。
3. **節奏「短」**：是指刺激 3 秒鐘，休息 3 秒鐘。

▶ 刺激時間分為 5、10、15 分鐘

1. **刺激時間「強」**：15 分鐘。
2. **刺激時間「中」**：10 分鐘。
3. **刺激時間「弱」**：5 分鐘。

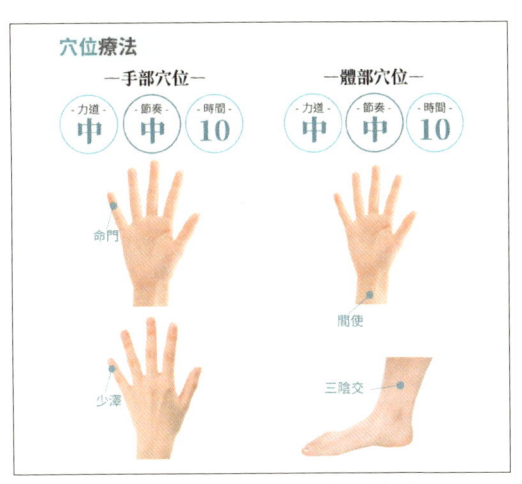

▲ 刺激要領，按圖索驥即可輕鬆達成。

CHAPTER 2　穴療工具與手技技巧

妙用小工具 1 ｜ 常見用品

在我們生活週遭，有許多適合用來刺激穴道的器具，實際去應用並掌握箇中技巧，即能得心應手、發揮意想不到的功效。

▶筆的兩端

材質堅硬且細長的物品最適合用來做穴道刺激的道具。當你覺得身體不適、情緒低落、工作效率無法提高時，只要用手拿起桌上的筆進行穴道指壓，便可提升工作效率。

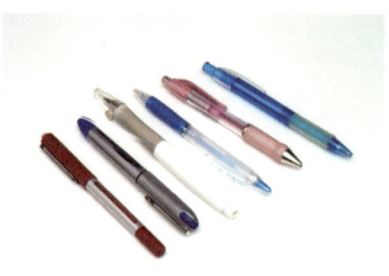
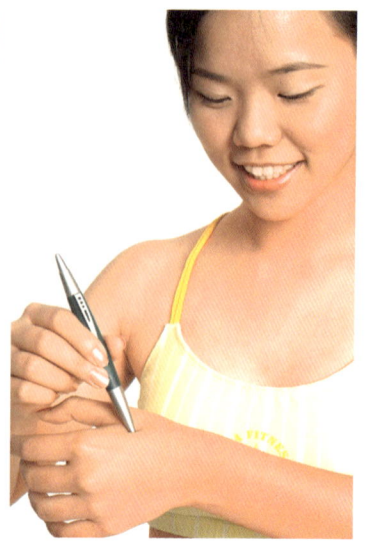

▶ 以筆進行穴道按摩，可改善身體不適、情緒低落等狀況。

▶ 雨傘把手

如果自行刺激時，手指力道或筆桿刺激也無法讓你有滿足感，就試試雨傘的把手刺激，你將會發現它的效果更佳、力道更強，或許還會愛上它喔！

▶ 高爾夫球

選刺激穴道的工具，首先是有稜有角的東西，其實只要材質夠硬，圓形的東西也很方便使用。材質若夠堅硬，圓形物體與有稜有角的工具比較起來，前者產生的刺激效果較為溫和。因此，高爾夫球會是很理想的按摩工具。

高爾夫球穴療使用法：

1. 在手心放置一顆高爾夫球，試著進行按壓。
2. 按壓的力道以讓你覺得舒服的感覺為基準，自行斟酌強弱。
3. 當球轉到想刺激的地方，垂直壓下後輕轉球體，注意以不壓到骨頭為要點。
4. 刺激其他穴道的同時，手心也可得到刺激，豈不事半功倍、一舉兩得。

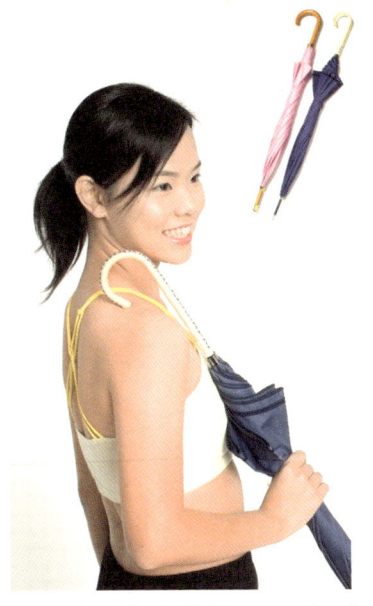

▲ 比起手指或筆桿，雨傘把手刺激穴道的效果更佳、力道更強。

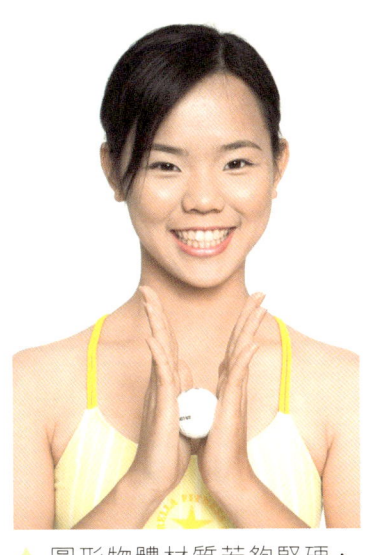

▲ 圓形物體材質若夠堅硬，刺激效果較為溫和，高爾夫球會是很理想的按摩工具。

妙用小工具 2 ｜尖銳物品

如牙籤、叉子或是梳毛堅硬的梳子等，這些都可做為刺激治療的道具，特別是頭部及臉部、脊髓骨上方、手指等對刺激特別敏感或細微的部位，更適合使用這些工具，但以不刺激皮膚為主。

▼ 將牙籤捆成一束或綁成一排，刺激效果佳。

▼ 靈活運用梳齒與梳柄，也可作為刺激穴道的工具。

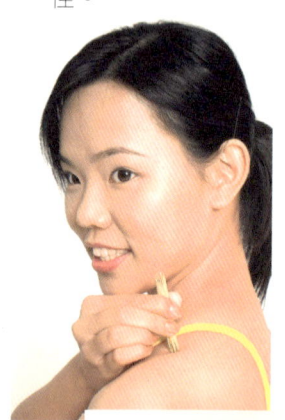
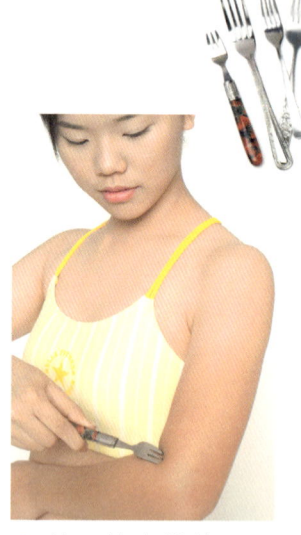
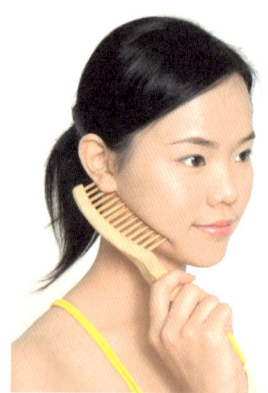
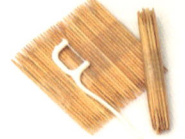

▲ 使用較尖銳的叉子時，要留意是否會刮傷皮膚。

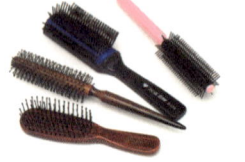

妙手好工具 1 ｜ 身體重量、拳頭、毛巾

背部、大腿及脖子或肉厚等不易按摩到的地方，如果能巧妙地利用自己的身體，也能對穴道進行有效的刺激。

▶ 刺激大腿前側

先坐在椅子上，將前臂放在大腿前側，利用全身的重量來刺激大腿。依施加身體重量的方法、力道不同，所能達到刺激的程度亦不同。

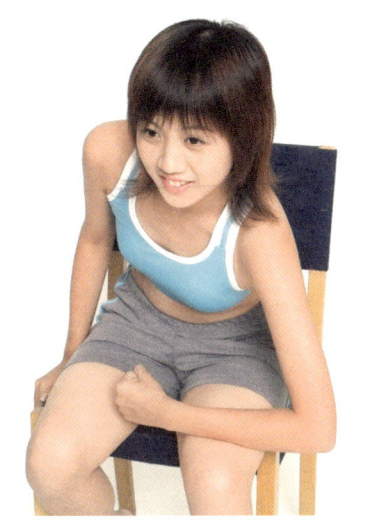

▲ 注意施力時是以全身力量下壓，而非只有手臂部分用力。

▶ 按摩背部

有一種利用拳頭和身體重量給予刺激的方法。首先仰躺著，將拳頭放在脊髓兩側，此時腰部自然而然抬起上半身的重量，就成為強而有力的刺激力道。此外，你還可以移動拳頭變換刺激點，也是相當地方便。

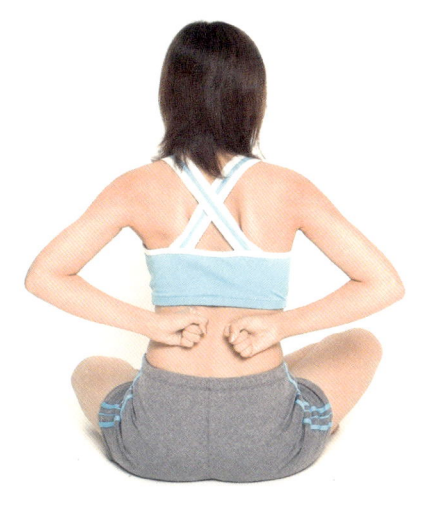

▲ 拳頭幾乎可用在全身各處的穴道。

▶脖子按摩

脖子也是一處不易讓人得到舒適感的部位。但是，你只要利用毛巾就能達到輕鬆按摩的效果。將毛巾放在頸後，頭向後傾，利用頸部的重量來達到刺激的效果。

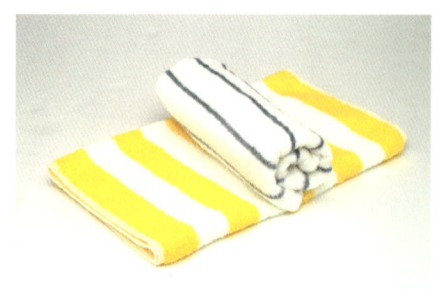
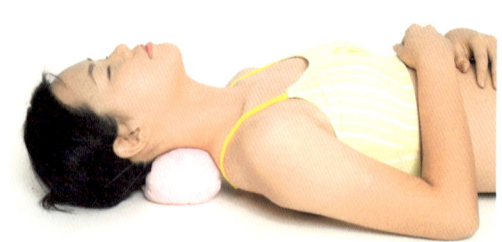

▲ 毛巾、絲巾或頭巾等都可作為刺激穴道的工具。

妙手好工具 2 ｜ 溫熱器具

如吹風機、暖暖包、留有餘溫的杯子等，經穴刺激法中，溫熱刺激法也是能使人感到無比舒暢的治療法之一。溫熱刺激的特色在於它能使怕冷及痠痛自身體中自然消失。

▶吹風機

使用吹風機不但不需任何技巧，而且不會有被燙傷的顧慮。在距離皮膚約12公分處對著穴道吹熱風，此

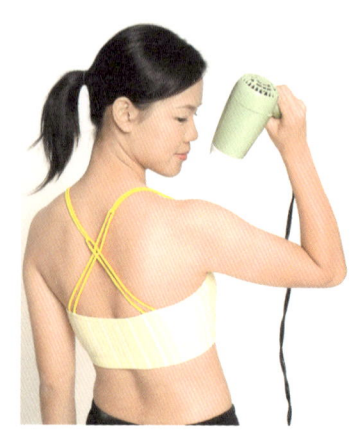

▲ 吹風機以熱風為佳，不宜以冷風刺激穴道。

時左右微微搖動吹風機來刺激穴道，是任何人都辦得到的最佳刺激法。

▶暖暖包、有餘溫的杯子

這些也是方便的溫熱刺激道具之一。在喝完茶或咖啡後，請試著將尚有熱度的杯子放在眼睛上方、臉頰或脖子處，頓時一定能讓你感受到有一股溫熱刺激到穴道深處的舒暢感。

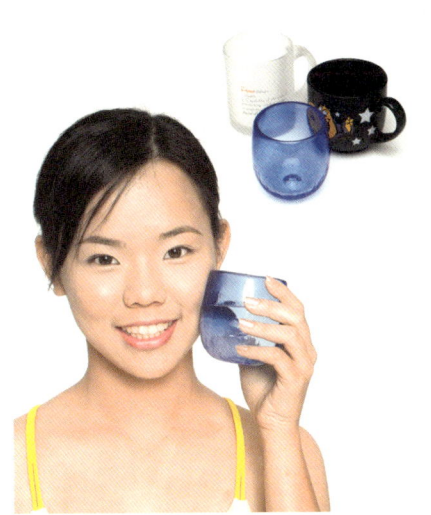

▲ 水溫要夠高才能達到刺激效果，不過也要避免燙傷。

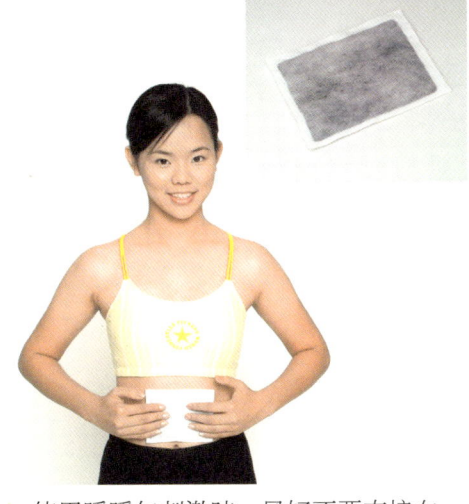

▲ 使用暖暖包刺激時，最好不要直接在皮膚上加熱，隔層薄毛巾或間隔一段時間要移動，以免燙傷。

穴位刺激技巧

進行穴位刺激時，依須刺激之部位的不同，改變手指運用的技巧。

▶用兩手拇指

左右手的拇指併攏，以拇指指腹來刺激。此時，要盡量伸直手指關節，這是使手指不致感到疼痛的竅門。其他的四隻指頭則負有支撐拇指的任務，讓拇指指尖不致翹起。

▶用拇指指尖

如果想強烈刺激手指、腳趾及臉部，彎起拇指關節用指尖指壓是最好的方法，但指甲需剪短。

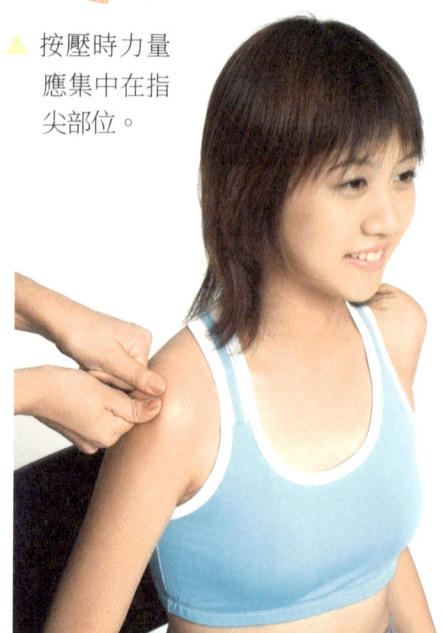

▲ 按壓時力量應集中在指尖部位。

▶ 用三隻手指

將食指、中指、無名指併攏進行指壓。但是過度的力道會使手指疼痛，即使伸直關節也要小心，因為此法雖然不會帶來強烈的刺激，但即便如此輕微的刺激仍會讓你感覺舒服。

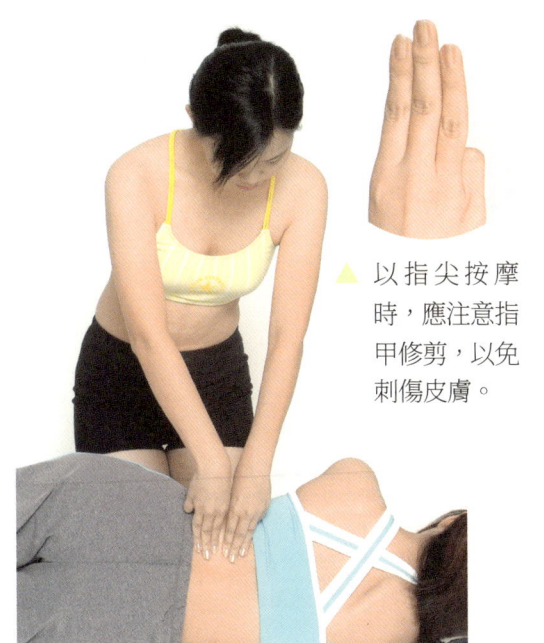

▲ 以指尖按摩時，應注意指甲修剪，以免刺傷皮膚。

▶ 以指關節

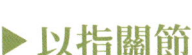

此法是握緊拳頭以食指的關節作刺激，以手指指腹指壓痠痛處時，如果手指會疼痛，改用此法能助你輕鬆享有指壓帶來的舒適感。而且緊握拳頭能使力道平均，可以利用指壓頸部、手臂等部位來學習此種方法。

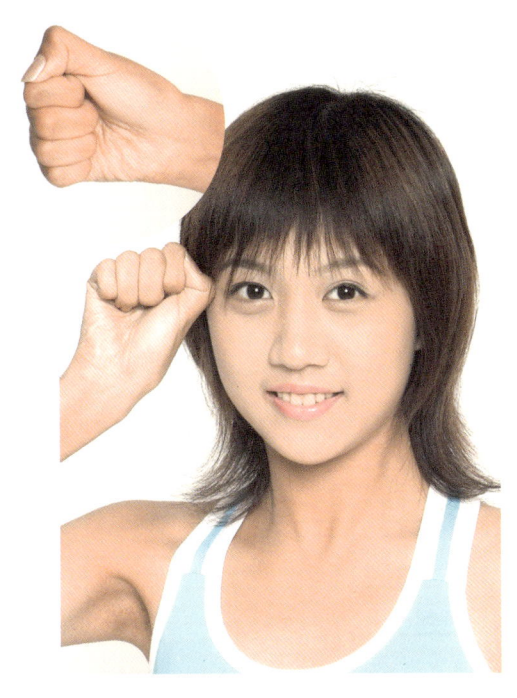

▲ 指關節的刺激感較重，對於太陽穴等敏感的穴道部位，應特別注意力道拿捏。

▶用拳頭

緊握拳頭以凸出的關節作刺激。此法在自己徒手做背部刺激時，相當適用。將拳頭置於背部下方，以自己身體的重量來施力，如能緊握拳頭，則刺激的手就不會有疼痛的感覺。同時也可以將此法應用於頸部的刺激上。

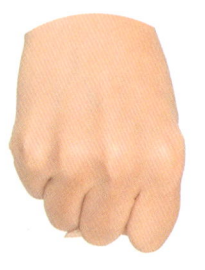

▲ 拳頭上的各個手指關節皆可作為刺激穴道的力點。

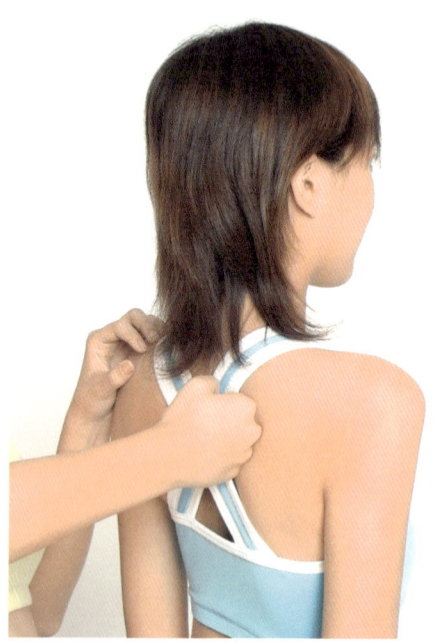

▶用手肘

　　手臂彎曲，以手肘來施力能產生固定及較強的力道。脊髓兩側等較難指壓的地方，手肘是最佳的工具。只是當你用體重來施力時，可能會過度用力，故開始時要慢慢地施力，再依所需逐漸加強力道。

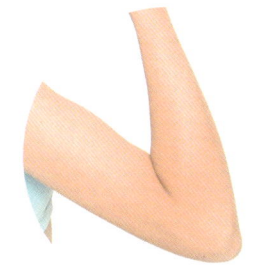

▲ 手肘除可自行刺激穴道外，也可以作為刺激他人脊髓兩側的手法。

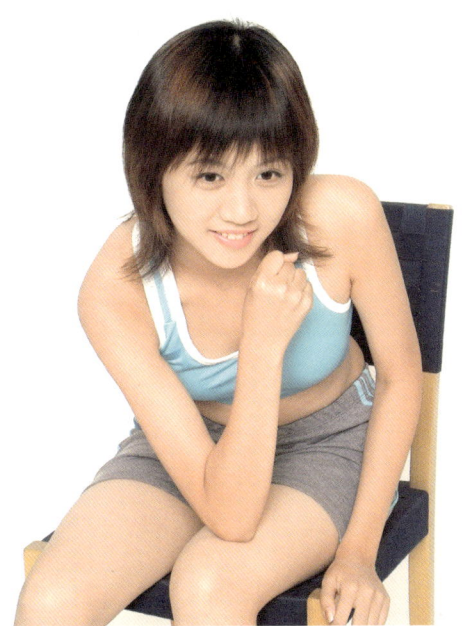

Part
02

各系統 DIY 穴位對症療法

頭痛手部穴位   **頭痛**體部穴位   **眩暈**手部穴位   **眩暈**體部穴位

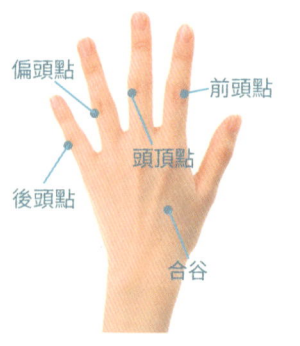
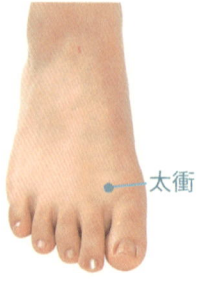
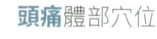
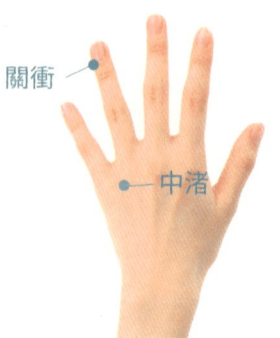
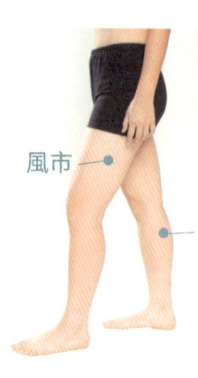
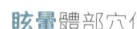

本篇以簡明易懂的方式介紹人體各系統常見症狀的自我保健穴位療法，包括神經精神系統、內分泌系統、呼吸道系統、消化道系統、心血管系統及泌尿系統等。

　　文中不僅提供實用的穴位刺激方法，並融合傳統中醫的精準療法及醫師叮嚀，幫助讀者在家即可輕鬆紓解身體不適，提升健康管理的自主性與效果。

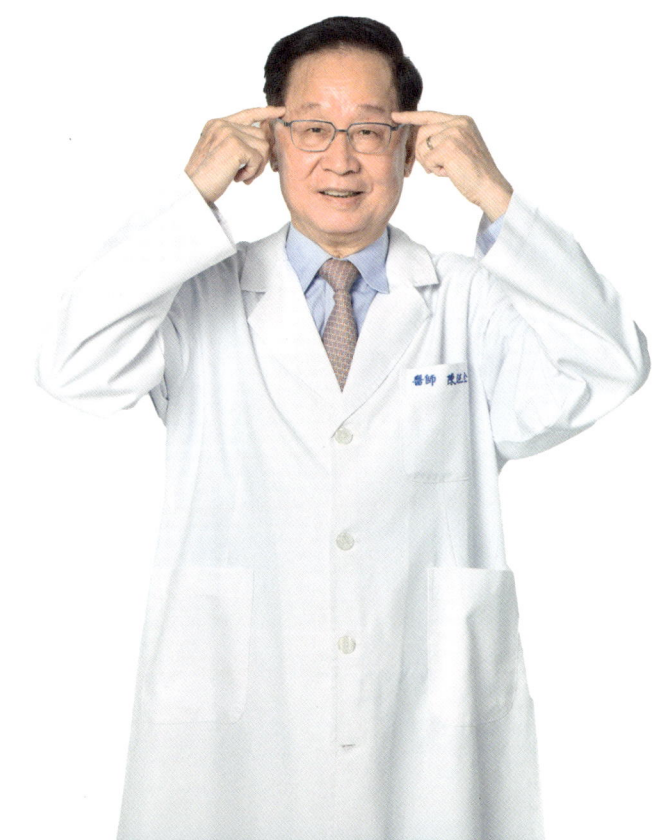

CHAPTER 3　神經精神系統

記憶力衰退
健腦益智、保肝益腎

　　記憶力衰退是屬於神經精神衰弱的常見症狀，此症造成工作效率降低、注意力不容易集中，工作或讀書時間稍長即感到頭昏眼花、疲勞無力，無法持續工作和學習。臨床上常以近事的記憶衰退最為明顯。

　　中醫稱此症為「**健忘**」、「**善忘**」，並認為引起記憶衰退的主要因素是由於「心脾不足，腎精虛衰」，腎精虧損，造成腦力衰弱，而產生健忘的症狀，因此，中醫對提高腦部記憶力的治法便是加強腎的功能及促進腦神經保護與腦神經新生。

穴位療法

— 手部穴位 —

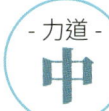 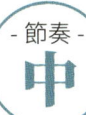

— 體部穴位 —

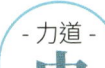

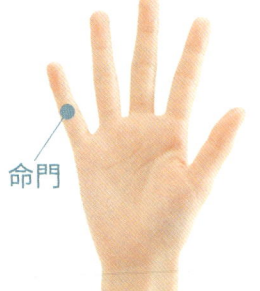
命門

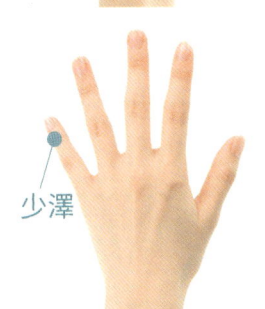
少澤

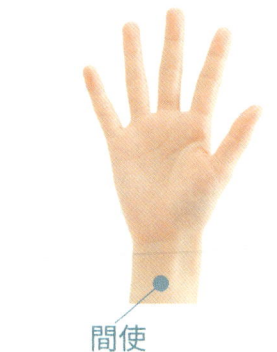
間使

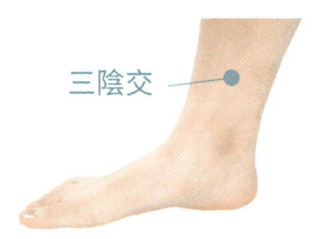
三陰交

精準療法

1. 靈芝 30 克，以水 500CC 煎煮至 300CC 去渣，三餐飯前各飲 100CC。
2. 胡桃肉 20 克、米 50 克、冰糖適量，加水 500CC 煮粥，每週一次。（註：火旺、容易腹瀉者不宜）

醫師再次叮嚀

◎ 手部暨體部穴位刺激要領：力道中 - 約 2 公斤；中節奏，刺激 6 秒，休息 6 秒；時長 10 分鐘。
◎ 保持「質」、「量」均佳的睡眠品質。充分的休息，是讓腦力更加靈活的最關鍵因素。
◎ 均衡的營養亦能增加大腦的靈活度。

眩暈
補益肝脾、滋養腎陰

　　暈眩的病因尚未十分明確，可能是由於內耳淋巴液分泌過多，或吸收功能障礙，導致內耳淋巴（膜迷路）積水而成。或是因鈉滯留、過敏、血管痙攣、中毒、自主神經失調、內耳微血管滲透性增加等。主要臨床特徵有波動性感覺神經性聽力喪失（以低頻障礙為主），耳鳴（感覺有低頻的嗡嗡聲），旋轉性眩暈。有時可伴有噁心嘔吐等症狀。發作前常有耳脹感，發作間隔時間會愈來愈短並加重。一般多好發於35歲至45歲的中年人，通常為單側發作，但亦約有四分之一的患者為雙側發作。

　　中醫將此症歸入「**耳鳴**」、「**眩暈**」、「**耳聾**」等範疇，並將其病因分為「髓海不足」（髓海即腦海）、「上氣不足」、「寒水上泛」、「肝陽上擾」、「痰濁中阻」等。並認為其發病多因勞累、煩惱、七情內傷，導致臟腑虧虛、腎精虧虛，清陽不升所致。治法上宜補肺健脾、滋陰養腎。

穴位療法

—手部穴位—

- 力道 **中**
- 節奏 **中**
- 時間 **10**

關衝
中渚

—體部穴位—

- 力道 **中**
- 節奏 **中**
- 時間 **10**

風市
中都

CHAPTER 3 神經精神系統——眩暈

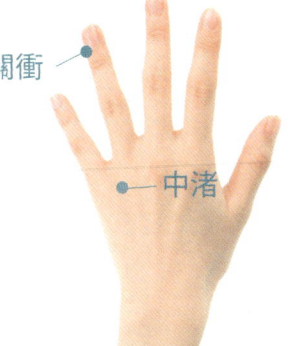

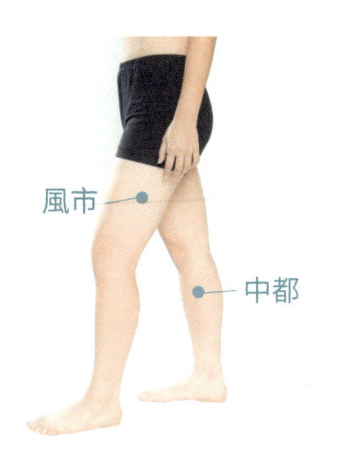

精準療法

1. 綠豆30克，洗淨之後，煮水400CC，水滾時加入綠豆，約2分鐘即時取出綠豆，僅飲用綠豆水，可加少量糖。
2. 天麻15克，加水400CC煎成300CC，去渣代茶飲用。

醫師再次叮嚀

◎ 手部暨體部穴位刺激要領：力道中-約2公斤；中節奏，刺激6秒，休息6秒；時長10分鐘。
◎ 本病的發生，飲食和體質等因素均有密切關係。
◎ 應保持心情舒暢，防止七情內傷。
◎ 避免體力和腦力的過度透支。
◎ 飲食宜清淡，忌暴飲暴食及酗酒。
◎ 避免劇烈的頭部轉動。

三叉神經痛
清肝鎮靜、通絡止痛

　　三叉神經痛是指三叉神經分布區域反覆出現的陣發性、閃電樣短暫而劇烈的疼痛，疼痛如刀割、錐刺、火灼般，伴見同側面部肌肉抽搐、皮膚潮紅、眼結膜充血、流淚等症狀。臨床上常分為特發性（原發性）與症狀性（繼發性）兩類。表現以顏面劇痛為主。

　　中醫認為病位多在頭面三陽經脈，脈絡痺阻不通則痛是病機關鍵，病理基礎包括虛、風、火、痰、瘀，虛是致病先決條件，古籍說：「邪之所湊，其氣必虛。」常由病邪入侵後，氣血津液流行不暢，津液留滯而為痰，血流不行為瘀，痰瘀互結痺阻經脈，則顏面部刺痛。治法上宜鎮痙止痛，活血化瘀。

穴位療法

—手部穴位—

- 力道 - **中**
- 節奏 - **中**
- 時間 - **10**

心悸點

後谿

—體部穴位—

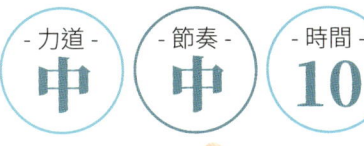

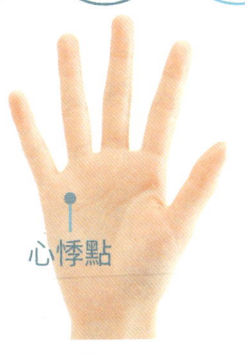

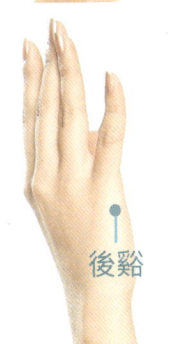

- 力道 - **中**
- 節奏 - **中**
- 時間 - **10**

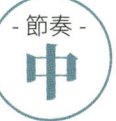

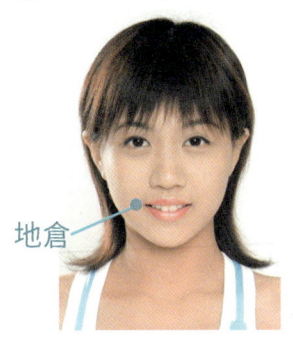

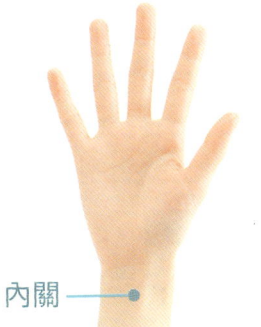

地倉

內關

CHAPTER 3　神經精神系統——三叉神經痛

精準療法

1. 薑黃10克，以水500CC煎成300CC，去渣代茶飲用。
2. 牛蒡子10克，以水500CC煎成300CC，去渣代茶飲用。

／ 醫師再次叮嚀 ／

◎ 手部暨體部穴位刺激要領：力道中 - 約2公斤；中節奏，刺激6秒，休息6秒；時長10分鐘。
◎ 保持精神愉快，胸懷開闊，避免精神緊張。
◎ 盡量避免觸及會引起疼痛發作的「觸發點」。
◎ 避免環境的不良影響，保持室內空氣新鮮。
◎ 足夠的睡眠和休息。

顏面神經麻痺

祛風通絡、養血化瘀

　　顏面神經麻痺是以突發性面部麻木、口眼歪斜為主要表現的病症。此症大部分是因冷氣、感冒、流行性感冒濾過性病毒而引起的。發病多為單側，任何年齡均可發病，但以 20 至 40 歲青壯人口為多見，男性患病率高於女性，一年四季皆可發病。西醫認為本病的發病與病毒的感染、感染後的免疫反應或局部神經缺血有關。

　　中醫認為顏面神經麻痺發病前，患者都有過度勞累和體力下降的情形，即「正氣虛虧」，而正氣不足促使風寒之邪內侵即是主要的病機病因。肝風內動或血虛生風，上犯腦部，擾亂面部經脈，氣血循環失常，飲食不當，痰濁內生亦為病因之一。就其臨床特點而言，在治法上宜平肝熄風，滋腎養血，豁痰止痙，解熱祛濕。此症的誘發與精神因素有極大的關係，工作壓力大、飲食不正常，便極容易罹患此症。

穴位療法

—手部穴位—

- 力道 - **弱**
- 節奏 - **短**
- 時間 - **5**

—體部穴位—

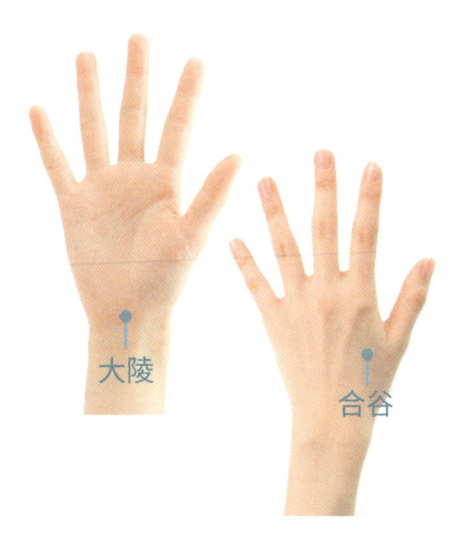

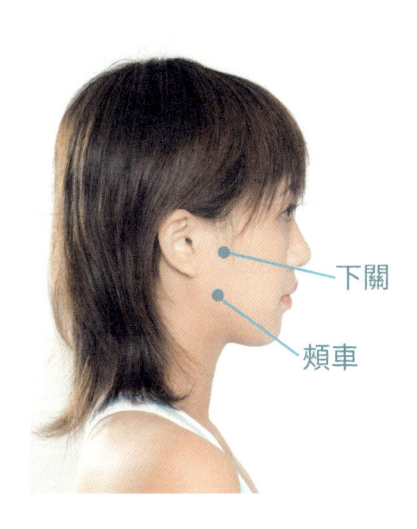

- 力道 - **中**
- 節奏 - **中**
- 時間 - **10**

手部穴位：大陵、合谷

體部穴位：下關、頰車

CHAPTER 3 神經精神系統——顏面神經麻痺

精準療法

1. 葛根 10 克，以水 500CC 煎成 300CC，去渣代茶飲用。
2. 藁本 10 克，以水 500CC 煎成 300CC，去渣代茶飲用。

醫師再次叮嚀

◎ 手部穴位刺激要領：力道弱 - 約 1 公斤；短節奏，刺激 3 秒，休息 3 秒；時長 5 分鐘。

◎ 體部穴位刺激要領：力道中 - 約 2 公斤；中節奏，刺激 6 秒，休息 6 秒；時長 10 分鐘。

◎ 維持作息規律，保持適當的睡眠和休息，避免過度勞累。

◎ 儘量避免長期處於冷氣房內，並注意保暖。

◎ 常以不同表情變化做面部肌肉運動，或適量嚼食稍硬食物。

◎ 每晚就寢前以熱敷臉部，促進血液循環。

失眠

補益心腎、健脾養血

　　現代人的生活緊張而忙碌，緊張、失眠是許多人共同困擾的問題，睡不好不僅影響了工作的幹勁，更是身體健康開始出問題的警訊；失眠是指持續相當長時間對睡眠質量品質不滿意的狀況，臨床表現主要有：入睡不易，睡了但容易醒，有時醒了就不易再入睡，或者時睡時醒，自覺多夢，醒後常感到疲憊，白天思睡等。

　　中醫診治法：在中醫學的範疇中，本病屬於**「不寐」**、**「不得眠」**、**「目不眠」**。其起因多為情志所傷、勞役過度、久病體虛、五志過極、飲食不節等引起陰陽失交，陽不入陰而形成不寐，在治法上應針對其病機病因給予袪邪補正，充足氣血，調和營衛。

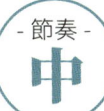

穴位療法

—手部穴位—

- 力道 - 中
- 節奏 - 中
- 時間 - 10

心包區
通里

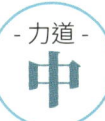

—體部穴位—

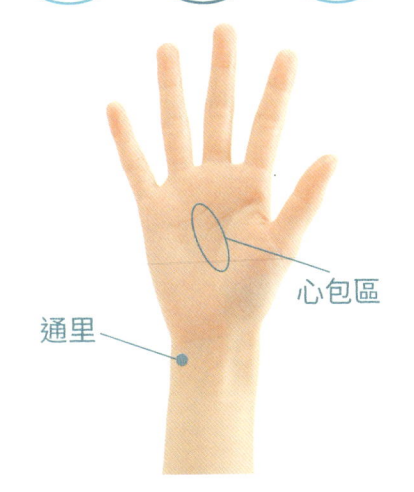

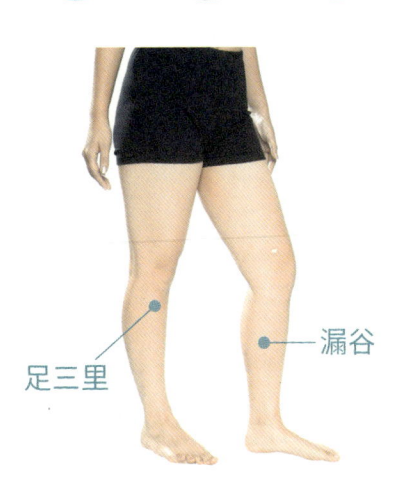

- 力道 - 中
- 節奏 - 中
- 時間 - 10

足三里
漏谷

CHAPTER 3 神經精神系統——**失眠**

精準療法

1. 大棗12枚、蔥白5根,以水200CC煎至100CC去渣服用,每日一次。
2. 遠志粉2克,早晚各一次,以米湯服用。

醫師再次叮嚀

◎ 手部暨體部穴位刺激要領:力道中-約2公斤;中節奏,刺激6秒,休息6秒;時長10分鐘。
◎ 避免生冷、刺激性食物,如冰品、菸酒、辛辣、調味過重的食品。
◎ 規律的生活作息,佈置舒適的入眠環境,養成準時就寢的習慣。
◎ 做適量的運動能夠促進血液循環,通暢經脈,幫助睡眠。

精神衰弱
清熱化痰、鎮靜安神

　　精神衰弱是由大腦功能活動長期持續過度緊張，導致精神活動能力減弱所致。多見於青壯年人口，以女性患病高於男性，腦力工作者多於勞力工作者。

　　本症發病緩慢，臨床症狀繁多，其中以頭昏、頭痛、睡眠障礙、注意力不集中及記憶力衰退等最為常見。西醫認為本症與個人體質、性格及社會環境有很大的關係，如工作、學習過度緊張，加上長期不規律的作息都是誘發本症的主因。

　　精神衰弱在中醫學屬於「**神勞**」、「**不寐**」、「**驚悸**」等範疇，從中醫學來看，多是由於情志失調或勞倦內傷以致氣機失調而直接傷及臟腑，使臟腑功能失調，即所謂「五臟所藏之神不安，五臟所主失常；勞倦內傷，傷及心脾，心傷則陰血暗耗，神不守舍，脾傷則無以生化精微，血虛難復，不能上奉於心，心神失養則不安。」治療精神衰弱症中醫以調理五臟功能、益氣安神為要。

穴位療法

—手部穴位—

- 力道 **弱**
- 節奏 **短**
- 時間 **5**

心穴
大陵

—體部穴位—

- 力道 **強**
- 節奏 **長**
- 時間 **15**

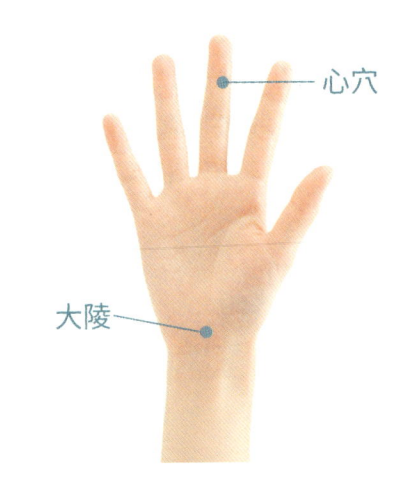

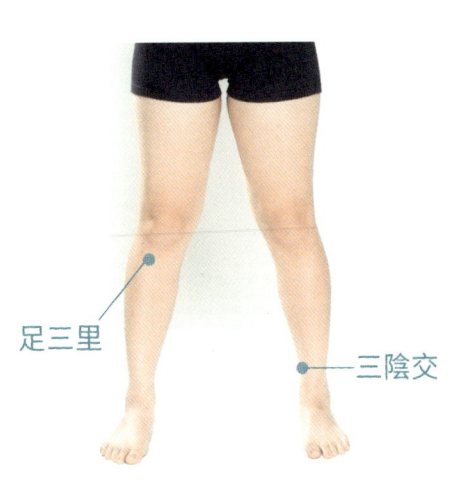

足三里
三陰交

CHAPTER 3 神經精神系統——精神衰弱

精準療法

1. 酸棗仁10克，以水500CC煎成300CC去渣代茶飲用。
2. 合歡皮10克，以水500CC煎成300CC去渣代茶飲用。

醫師再次叮嚀

◎ 手部穴位刺激要領：力道弱-約1公斤；短節奏，刺激3秒，休息3秒；時長5分鐘。
◎ 體部穴位刺激要領：力道強-約3公斤；長節奏，刺激9秒，休息9秒；時長15分鐘。
◎ 均衡攝取各類食物，保持營養的平衡充足。
◎ 合理適當的工作與學習目標，規律的作息和充足的睡眠。
◎ 建立樂觀進取的價值觀，隨時調整自我心態，以適應多變的社會挑戰。

抑鬱症

緩解情緒、寧心安神

　　E時代的快速生活步調，人際關係的緊張，使得精神相關疾病發病率愈來愈高，抑鬱症即是其中一項。經過統計，愈是文明國家，抑鬱症的發病率愈是成正比。其臨床主要表現以情緒低落、抑鬱悲觀最為明顯，此外，還兼以思考能力減退、變得遲緩、食慾不振、體重減輕，對日常生活失去興趣、失眠或睡眠過多，性慾明顯減低，症狀持續至少兩週；嚴重者，會出現死亡、自殺的消極念頭。發病者以青壯年為多見，臺灣地區近年來發病者有大幅增加的趨勢，值得注意。

　　中醫將抑鬱症的表現歸入「**癲病**」的範疇，認為其病因多是憂思太過、情志不暢、氣鬱痰結、蒙蔽神明，或因頭顱損傷、腦部疾病、中毒傷神等，進而導致臟氣不合，陰陽失調，神機逆亂而產生本病。在治法上以疏肝解鬱、行氣導滯為主。

穴位療法

— 手部穴位 —

- 力道 - 中
- 節奏 - 中
- 時間 - 10

肝穴

手掌區

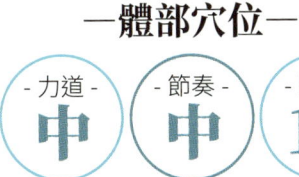

— 體部穴位 —

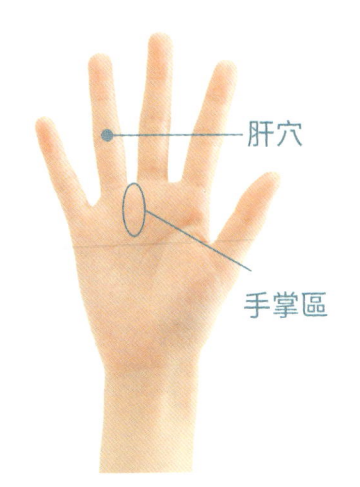

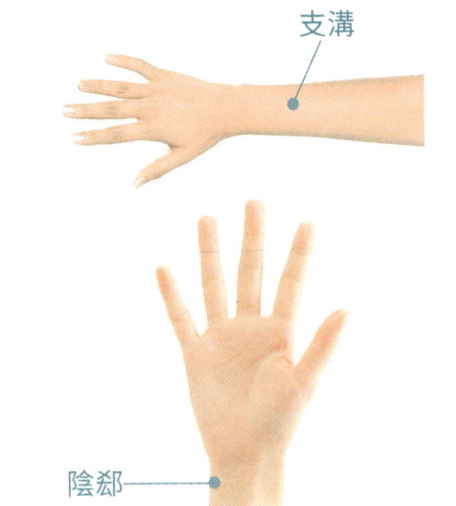

- 力道 - 中
- 節奏 - 中
- 時間 - 10

支溝

陰郄

CHAPTER 3 神經精神系統──抑鬱症

精準療法

1. 酸棗仁 10 克，以水 500CC 煎成 300CC，去渣代茶飲用。
2. 新鮮百合 20 克，洗淨蒸熟後，放入 300CC 的牛奶中以果汁機絞碎，每晚飲用一次。

/ 醫師再次叮嚀 /

◎ 手部暨體部穴位刺激要領：力道中-約 2 公斤；中節奏，刺激 6 秒，休息 6 秒；時長 10 分鐘。
◎ 本症病因複雜，但有一定遺傳傾向，有家族病史要特別注意。
◎ 本症緩解後易於復發，應持續地以穴位按壓來調整控制病情的穩定。
◎ 家人平時要多相互注意生活的壓力與情緒宣洩，良好的家庭氣氛、感情有助於抑鬱症緩解。

中暑
清暑解熱化濕

由於溫室效應的影響，四季的溫度逐年上升，每到夏季，白天溫度動輒高達攝氏 36 度以上，的確令人吃不消。尤其是整天需要在室外環境工作的人，可就要注意中暑的問題了。中暑，是由於人體受外界環境熱原的作用和體內熱量不能通過正常的生理性散熱以達到熱平衡，體溫調節中樞失控，致使體內熱蓄積，引起體溫升高而發生熱射病。

臨床表現為高熱、無汗、意識障礙，嚴重患者會出現休克、心力衰竭、肺水腫、腦水腫、肝及腎功能衰竭等。中暑時若沒有儘速處理，致死率可是相當高的。

中醫認為中暑的病因為暑熱或暑濕穢濁之邪，暑為火熱之邪，其性酷烈，傳變迅速，故病邪侵入人體發病多經入氣分而無衛。清代名醫葉天士說：「夏暑發自陽明。」即指出了本病的發病特點，暑性火熱，極易傷人正氣，尤其耗傷津液。亦會引動肝風，從而迅速出現痰熱閉竅、風火相煽等危證。治法上宜清暑泄熱、益氣生津。

穴位療法

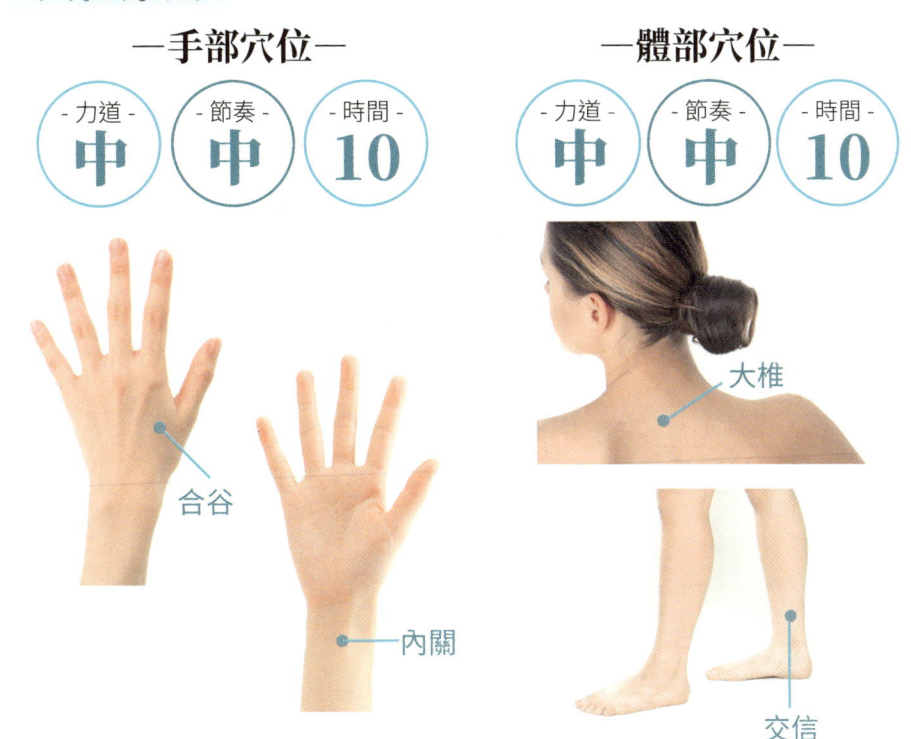

―手部穴位―

-力道- 中　-節奏- 中　-時間- 10

合谷

內關

―體部穴位―

-力道- 中　-節奏- 中　-時間- 10

大椎

交信

CHAPTER 3　神經精神系統——中暑

精準療法

1. 香薷10克，以水500CC煎成300CC去渣，置冷後加少許冰糖，冷服。
2. 紫蘇10克，以水500CC煎成300CC去渣，置冷後加少許冰糖，冷服。

醫師再次叮嚀

◎ 手部暨體部穴位刺激要領：力道中 - 約2公斤；中節奏，刺激6秒，休息6秒；時長10分鐘。

◎ 中暑發生時，即應將患者扶至陰涼、通風處休息，並給予淡鹽開水飲用，以補充水分及鹽分，再施以穴位按摩。

◎ 幼童、產婦、老年人、體衰者要特別注意防範中暑。

◎ 氣候出現高溫，即應注意，盡可能避免陽光直射，注意隔熱、通風，衣著以寬鬆透氣為宜。

頭痛

止痛解痙，活血通絡

放眼這個忙碌的人生當中，多多少少會有過頭痛的經驗，情緒低落的時候會頭痛，天氣轉變時或室內空氣流通性差時會頭痛，太疲憊或感冒時會引起頭痛。有些女性朋友在經期時也會有頭痛的現象。

有的頭痛如流星一樣，一閃即過；有的頭痛卻隨著心情而疼痛，有的更是整夜的刺痛及痠痛。有的頭痛，在每天都規律性地發作。沒事就來，而消失得又是那樣無影無蹤，真是「來如春夢不多時，去似朝雲無覓處」。但頭痛也有因不斷忍耐，而使病情惡化，以致措手不及的情形。因此，要抑制頭痛，就必須正確了解頭痛的原因及症狀，才能迅速地做到治療及緩解的效果。

頭痛有時只要詳細地了解它發生的經過，就能斷定原因。突然遭受劇烈的頭痛，引起嘔吐感、意識障礙時，表示有蛛網膜下出血的可能。只有半邊頭痛時，有偏頭痛、三叉神經痛的可能。輕微而每天（尤其是早上）持續的疼痛，並且併發目眩時，則有腦腫瘍、憂鬱症、慢性疲勞等的可能。治法上宜活血通絡，祛風止痛。

穴位療法

—手部穴位—

- 力道 - **弱**
- 節奏 - **短**
- 時間 - **5**

偏頭點
前頭點
頭頂點
後頭點
合谷

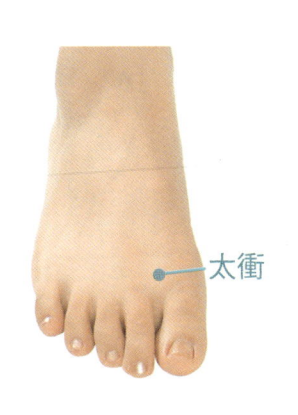

—體部穴位—

- 力道 - **中**
- 節奏 - **中**
- 時間 - **10**

太衝

CHAPTER 3　神經精神系統——頭痛

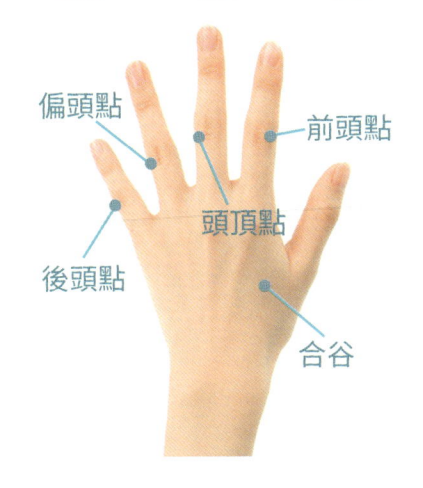

精準療法

1. 天麻10克，以水500CC煎成300CC去渣代茶飲用。
2. 白芷10克，以水500CC煎成300CC去渣代茶飲用。

醫師再次叮嚀

- ◎ 手部穴位刺激要領：力道弱-約1公斤；短節奏，刺激3秒，休息3秒；時長5分鐘。
- ◎ 體部穴位刺激要領：力道中-約2公斤；中節奏，刺激6秒，休息6秒；時長10分鐘。
- ◎ 根據臨床研究得知，按壓合谷穴可促進腎上腺皮質激素及腎上腺皮質酮的增加，達到止痛的目的。
- ◎ 孕婦、腦血管疾病急性期、腦部挫傷、腦幹出血、外傷性顱內出血，禁止按壓。

CHAPTER 4　內分泌系統

甲狀腺機能亢進症
理氣化痰、滋陰降火

　　甲狀腺機能亢進症是由於多種因素引起甲狀腺激素分泌過多所致的一種常見內分泌疾病。瀰漫性甲狀腺腫伴甲狀腺功能亢進症，是甲狀腺功能亢進症病因中最常見的一種。本病以高代謝症候群、神經興奮症候群、甲狀腺腫和眼症表現為突出。

　　中醫學認為此症病因主要由水土不服、飲食失調、精神抑鬱，致甲狀腺激素的分泌超過正常範圍，即呈現一派陰虛陽亢及由此衍生而來的症候群。治法上宜理氣化痰，鎮靜安神。

穴位療法

―手部穴位―

- 力道 - **中**
- 節奏 - **中**
- 時間 - **10**

標註穴位：心穴、心悸點

―體部穴位―

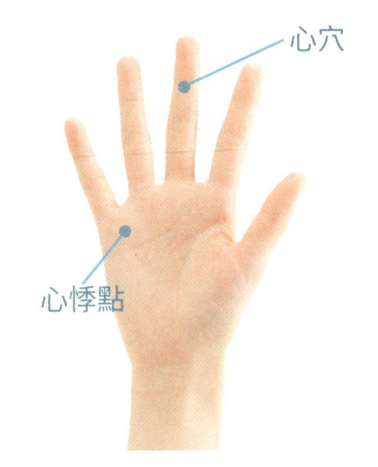

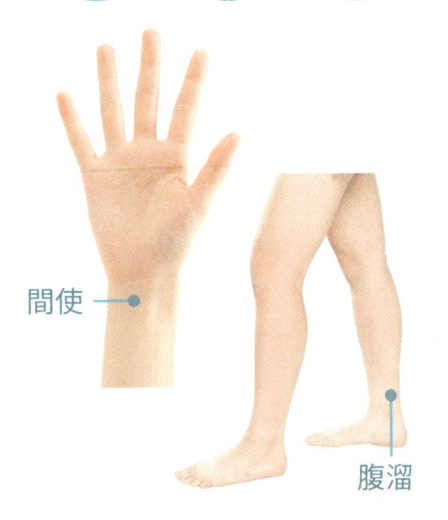

- 力道 - **中**
- 節奏 - **中**
- 時間 - **10**

標註穴位：間使、腹溜

精準療法

1. 生牡蠣 50 克，以水 500CC 煎成 300CC，去渣加少許冰糖，代茶飲用。
2. 浙貝母 10 克，以水 500CC 煎成 300CC，去渣加少許冰糖，代茶飲用。

醫師再次叮嚀

◎ 手部暨體部穴位刺激要領：力道中 - 約 2 公斤；中節奏，刺激 6 秒，休息 6 秒；時長 10 分鐘。
◎ 消除甲狀腺功能亢進症的致病原因，防止病毒感染。
◎ 避免長期或強烈的情緒刺激、焦慮、驚恐、緊張等。
◎ 安慰患者，使其保持心情舒暢。

CHAPTER 4　內分泌系統——甲狀腺機能亢進症

甲狀腺功能減退症
益氣養血、補腎壯陽

　　甲狀腺功能減退症是由多種原因引起的甲狀腺激素合成、分泌減少或生物效應不足所致的全身性內分泌病。本病以面色蒼白或萎黃、神疲乏力、少氣懶言、形寒肢冷、毛髮枯焦、面部浮腫、納差腹脹等為臨床表現。

　　中醫認為其病因多因先天不足，或後天攝養失調，以致脾腎素虛；或因手術、藥物損傷，機體元陽受損，而導致脾腎陽氣虧虛發病。治法上宜益氣養血。

穴位療法

— 手部穴位 —

- 力道 - **弱**
- 節奏 - **短**
- 時間 - **5**

腎穴
手掌區

— 體部穴位 —

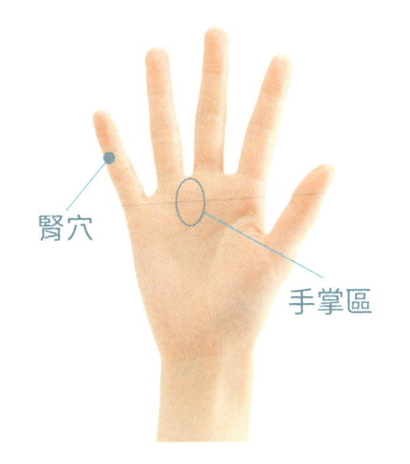

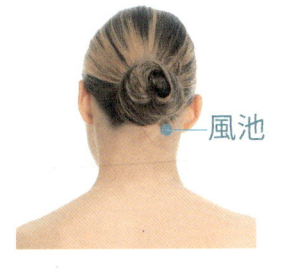

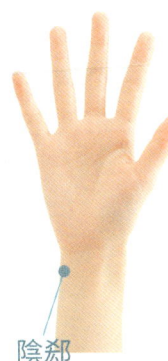

- 力道 - **中**
- 節奏 - **中**
- 時間 - **10**

風池
陰郄

精準療法

1. 石菖蒲 10 克，以水 500CC 煎成 300CC，去渣加少許冰糖，代茶飲用。
2. 肉蓯蓉 10 克，以水 500CC 煎成 300CC，去渣加少許冰糖，代茶飲用。

醫師再次叮嚀

◎ 手部穴位刺激要領：力道弱 - 約 1 公斤；短節奏，刺激 3 秒，休息 3 秒；時長 5 分鐘。
◎ 體部穴位刺激要領：力道中 - 約 2 公斤；中節奏，刺激 6 秒，休息 6 秒；時長 10 分鐘。
◎ 應注意氣候變化，預防感冒。
◎ 調節情志，保持心情舒暢。

CHAPTER 4　內分泌系統—甲狀腺功能減退症

多汗

斂汗固表、養陰清火

　　流汗是調節體溫的重要生理現象。周圍環境的溫度升高，或是劇烈運動時，大量的流汗是為預防體溫過高的正常反應，但天氣不熱又無劇烈運動的異常出汗，可能表示罹患某種疾病。通常造成流汗過多的疾病有甲狀腺機能亢進、自主神經失調症，其中流汗最為顯著的是腎盂腎炎、急性肺炎等，治療多汗應先排除這些原發疾病的可能性。

　　中醫認為「汗為心之液」，不正常的出汗症狀，是屬陰陽兩傷的虛症，衛外功能不固，肌腠不密，致使出汗不止。治法上宜固表止汗，清火生津。

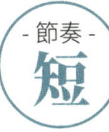

穴位療法

—手部穴位—

- 力道 - 弱
- 節奏 - 短
- 時間 - 5

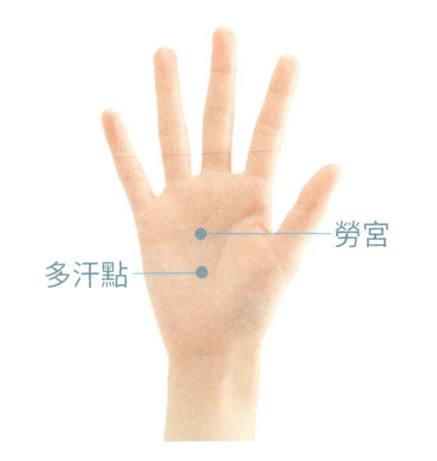

—體部穴位—

- 力道 - 弱
- 節奏 - 短
- 時間 - 5

百會

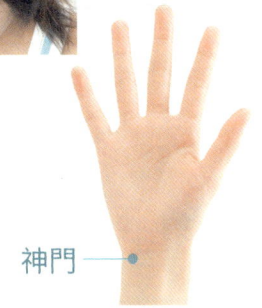

多汗點　勞宮

神門

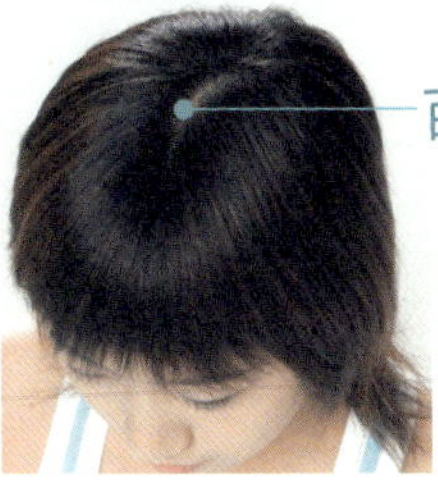

精準療法

1. 黃耆 10 克，以水 500CC 煎成 300CC，去渣代茶飲用。
2. 白朮 10 克，以水 500CC 煎成 300CC，去渣代茶飲用。

醫師再次叮嚀

◎ 手部暨體部穴位刺激要領：力道弱 - 約 1 公斤；短節奏，刺激 3 秒，休息 3 秒；時長 5 分鐘。
◎ 有發汗異常現象，應先做完整的理學檢查，確定排除是因其他疾病所引起。
◎ 平常要保持患部的清潔，並選擇透氣良好、容易吸汗的衣物。
◎ 戒除菸酒及辛辣刺激性食物，多攝取富含維生素的蔬果，以促進內分泌及代謝的正常。

CHAPTER 4　內分泌系統——多汗

057

糖尿病

補腎益氣生髓

　　糖尿病是一種常見的內分泌代謝紊亂性疾病，其病程冗長，病變累及全身：腦、心血管、腎、神經、視網膜、皮膚及足，危急時可發生酮症酸中毒、非酮症高滲透性昏迷、腦血管疾病、心肌梗塞、慢性腎功能不全等，嚴重威脅病人生命。本病以多飲、多食、多尿和體重下降、頭暈耳鳴腰膝酸軟為主要臨床表現。

　　中醫學認為，本病病因是素體稟賦不足，情志失調，飲食不節，六淫侵襲，勞欲失度致五臟柔弱，久鬱化火，積熱傷津，火灼損陰，耗精傷腎引起。治法上宜益氣生津止渴為主。

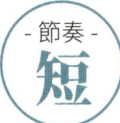

穴位療法

—手部穴位—
- 力道 **弱**
- 節奏 **短**
- 時間 **5**

命門
大陵

—體部穴位—
- 力道 **強**
- 節奏 **長**
- 時間 **15**

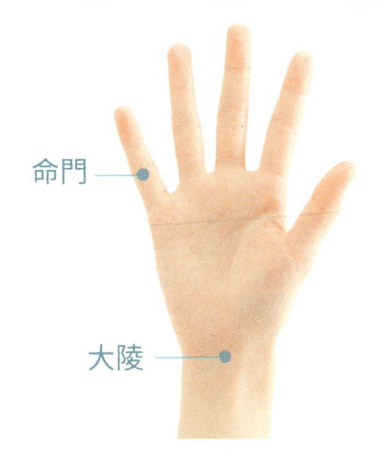

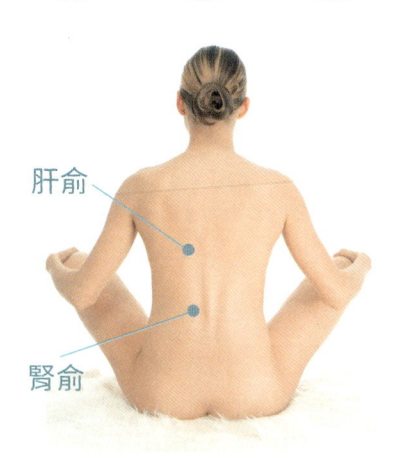

肝俞
腎俞

CHAPTER 4 內分泌系統——糖尿病

精準療法

1. 山茱萸10克,以水500cc煎成300cc,去渣加少許冰糖,代茶飲用。
2. 天花粉10克,以水500cc煎成300cc,去渣加少許冰糖,代茶飲用。

醫師再次叮嚀

◎ 手部穴位刺激要領:力道弱-約1公斤;短節奏,刺激3秒,休息3秒;時長5分鐘。
◎ 體部穴位刺激要領:力道強-約3公斤;長節奏,刺激9秒,休息9秒;時長15分鐘。
◎ 預防病毒感染,防止肥胖。
◎ 不宜吃富含膽固醇的動物內臟及動物油。
◎ 保持適當的運動。

CHAPTER 5　心血管系統

腦動脈硬化症
活血化瘀、消栓活絡

　　腦動脈硬化症是指腦動脈粥樣硬化，小動脈硬化、玻璃樣等動脈管壁變性所引起的慢性、瀰漫性組織改變與腦功能障礙。

　　腦動脈硬化症往往合併臟器的動脈硬化，發病多在50歲以後，病程長，緩慢進展，男性多於女性，女性患者多見於絕經以後。

　　本病以頭暈、昏痛、健忘、鬱怒、痴呆等為主要表現。中醫學認為，人至中老年期，五臟六腑皆虛，表現為體力漸衰，肝腎虧損，氣血虛弱，精血不足，腦髓空虛等。在此基礎上，肝鬱失疏，肝陽化風，痰瘀蒙竅，而導致本病。治法宜活血化瘀，祛痰活絡。

穴位療法

—手部穴位—

- 力道 - 中
- 節奏 - 中
- 時間 - 10

—體部穴位—

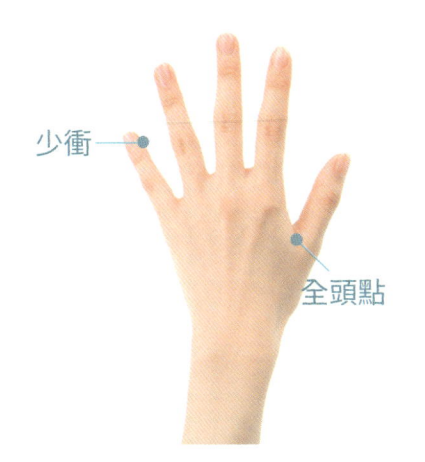

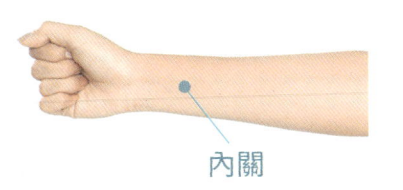

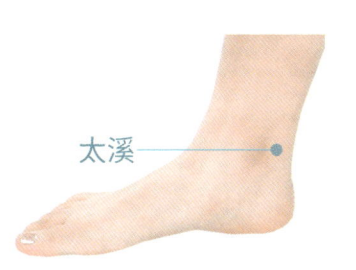

- 力道 - 中
- 節奏 - 中
- 時間 - 10

少衝
全頭點
內關
太溪

精準療法

1. 何首烏 10 克，以水 500cc 煎成 300cc，去渣代茶飲用。
2. 山楂 10 克，以水 500cc 煎成 300cc，去渣代茶飲用。

/ 醫師再次叮嚀 /

◎ 手部暨體部穴位刺激要領：力道中 - 約 2 公斤；中節奏，刺激 6 秒，休息 6 秒；時長 10 分鐘。
◎ 低脂飲食，應有適量蛋白質。
◎ 限制動物脂肪和含膽固醇較高的食物，飲食清淡，不要過鹹。
◎ 多吃蔬菜、水果，每餐不宜過飽，忌菸酒。

短暫腦缺血發作（腦中風）

行氣活血、化瘀通疏

　　短暫腦缺血發作是指腦局部血流暫時性減少，引起局部腦部功能短暫喪失的發作。約有三分之一患者在以後數年進展為腦梗塞。頸部動脈系統的短暫性腦缺血表現為對側肢體和（或）面部無力、癱瘓、麻木或感覺障礙，同側單眼失明、右側偏癱，可伴失語。椎基底動脈系統的短暫性腦缺血表現為眩暈、共濟失調、發音障礙、吞嚥困難、視野受損，一側或雙側肢體、面部的運動和（或）感覺障礙。

　　中醫學認為本病多為氣血虧虛，在痰濕內聚基礎上，因情志所傷，生活起居失宜，勞逸失節等誘發，致使營血脈絡失和，氣血不能相順接，痰濕為患，致氣滯血瘀，閉阻經絡。治法宜行氣活血、化瘀通絡。

穴位療法

—手部穴位—

- 力道 - 中
- 節奏 - 中
- 時間 - 10

—體部穴位—

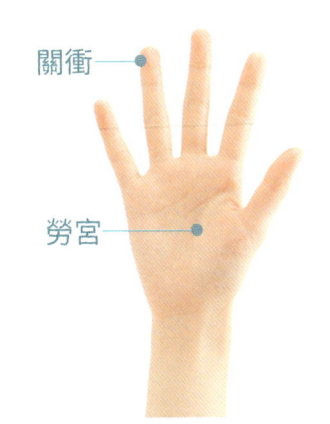

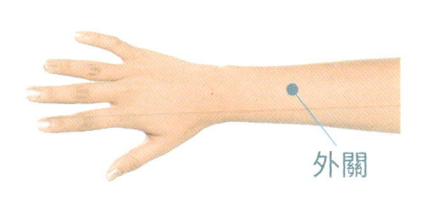

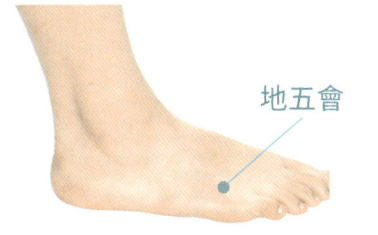

- 力道 - 中
- 節奏 - 中
- 時間 - 10

關衝
勞宮
外關
地五會

精準療法

1. 鉤藤 10 克，以水 500cc 煎成 300cc，去渣代茶飲用。
2. 丹參 10 克，以水 500cc 煎成 300cc，去渣代茶飲用。

/ 醫師再次叮嚀 /

◎ 手部暨體部穴位刺激要領：力道中 - 約 2 公斤；中節奏，刺激 6 秒，休息 6 秒；時長 10 分鐘。
◎ 關鍵在於防治高血壓和動脈硬化，降低血脂。
◎ 避免過勞，適當運動。
◎ 避免精神刺激，保持足夠睡眠；多吃蔬果，每餐只吃五分飽。

CHAPTER 5 心血管系統——短暫腦缺血發作（腦中風）

心絞痛（狹心症）

活血理氣、益氣強心

心絞痛是心肌急劇的暫時性的缺血與缺氧所引起的臨床症狀，又稱為狹心症，多數是因冠狀動脈硬化使心肌缺氧所造成。心肌缺血可由於心肌氧的需求增加超過已病變冠狀動脈供血能力引起，或由於冠狀動脈供血減少造成，或兩者同時存在。

一般的發作多在運動或興奮時、溫度變化（劇降）或飽餐後突然發生陣發性的前胸壓迫感或疼痛感。疼痛感是一種鈍痛，伴隨壓迫感、憋悶、阻塞、緊縮、發熱等不適，兼有發冷汗，瀕死感。其位置主要在於胸骨後部，可放射至心前區及左手臂，發作歷時約一至五分鐘。嚴重的心絞痛患者亦會在休息時發作。

中醫將其歸入「真心痛」、「胸痹心痛」、「厥心痛」等範疇。病因多由於血脈瘀阻、心脈不通、氣機不暢，即心血不通而引起的心痛，心主血脈，「痛不通，氣血壅」病機是由於臟腑功能衰弱導致，急性發作以標實表現為主。在治療此症上，認為「寒則凝，溫則行」，治法多以活血化瘀為主。

穴位療法

—手部穴位—

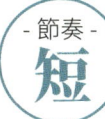

- 力道 **弱**
- 節奏 **短**
- 時間 **5**

—體部穴位—

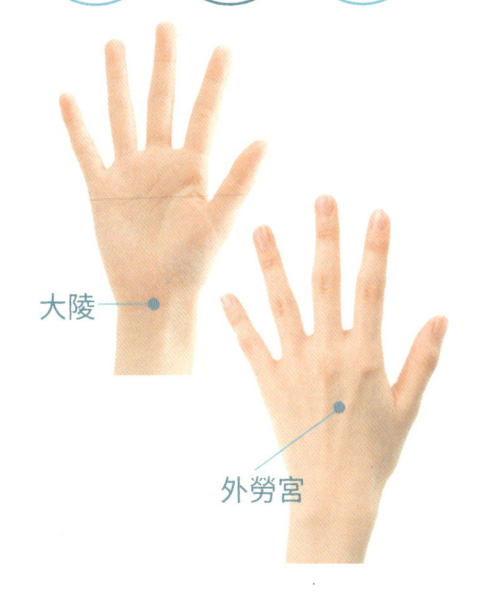

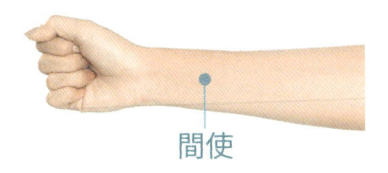

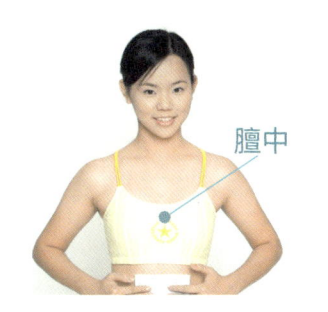

- 力道 **中**
- 節奏 **中**
- 時間 **10**

大陵

外勞宮

間使

膻中

精準療法

1. 銀杏葉10克，以水500cc煎成300cc，去渣代茶飲用。
2. 川丹參10克，以水500cc煎成300cc，去渣代茶飲用。

/ 醫師再次叮嚀 /

◎ 手部穴位刺激要領：力道弱-約1公斤；短節奏，刺激3秒，休息3秒；時長5分鐘。
◎ 體部穴位刺激要領：力道中-約2公斤；中節奏，刺激6秒，休息6秒；時長10分鐘。
◎ 若有如高血壓、糖尿病等病症，應配合藥物治療。

CHAPTER 5 心血管系統——心絞痛（狹心症）

CHAPTER 6 呼吸道系統

鼻塞
溫肺散寒、清熱解毒

　　鼻塞的主要原因是因為鼻黏膜變厚、鼻涕蓄積，或是鼻孔產生異物所引起之症狀。由感冒所引起的鼻塞，是急性鼻炎的徵兆，其症狀不僅為鼻子兩側阻塞，並兼有流鼻涕的症狀。此外，如慢性鼻炎或慢性副鼻竇炎，亦會產生膿狀鼻汁和鼻塞的現象。

　　鼻塞的症狀，在中醫裡常與「時行感冒」一同被討論，如《仁齋直指方・諸風》說：「傷風，鼻塞，聲重，感冒風邪，頭痛，咳嗽聲重，涕唾稠黏。」即是將鼻塞的症狀與畏寒、發燒等並論。治法上宜溫肺散寒，清熱通竅。

穴位療法

―手部穴位―

- 力道 - **弱**
- 節奏 - **短**
- 時間 - **5**

呼吸治療區

鼻痛點

―體部穴位―

- 力道 - **弱**
- 節奏 - **短**
- 時間 - **5**

大椎

迎香

CHAPTER 6　呼吸道系統――鼻塞

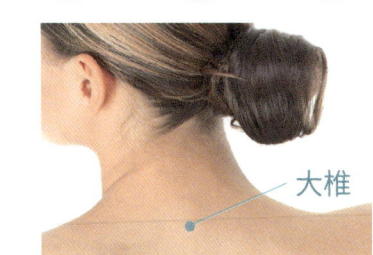

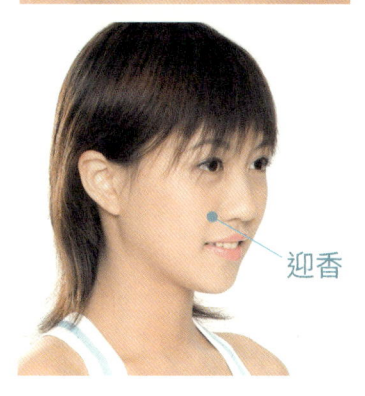

精準療法

1. 蔥白50克，以水500cc煎成200cc去渣，每日分兩次溫服。
2. 蔥白3根榨汁，滴入鼻孔，每日一次，每次約兩滴。

醫師再次叮嚀

◎ 手部暨體部穴位刺激要領：力道弱-約1公斤；短節奏，刺激3秒，休息3秒；時長5分鐘。
◎ 注意氣候變化，加強保暖。
◎ 多喝溫開水。
◎ 可以用熱氣薰鼻，減少不適。

普通感冒

宣肺解表、益氣發汗

感冒是一種最為常見的疾病，通常是由鼻腔、咽頭、支氣管、肺等呼吸器黏膜的急性發炎所引起。依感冒輕重程度可分為全身症狀與呼吸器官症狀。臨床常見的症狀是鼻子方面的病變，例如打噴嚏、流鼻水、鼻塞等。初期是流清水狀的「鼻水」，而兩三天後，開始流黏性的鼻涕；而且鼻塞情形更加嚴重，喉嚨痛及咳嗽的症狀都屬輕微。通常約一週即可自行痊癒。

中醫認為感冒是一種名為「風邪」的邪氣，由外界侵入人體所引起。辨證上，可分風寒、風熱及暑熱的區別。治療原則以解表發汗、疏風宣肺為主。

穴位療法

—手部穴位—

- 力道 - **中**
- 節奏 - **中**
- 時間 - **10**

—體部穴位—

- 力道 - **中**
- 節奏 - **中**
- 時間 - **10**

肺穴

陽池

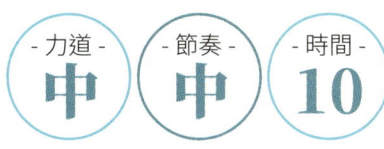

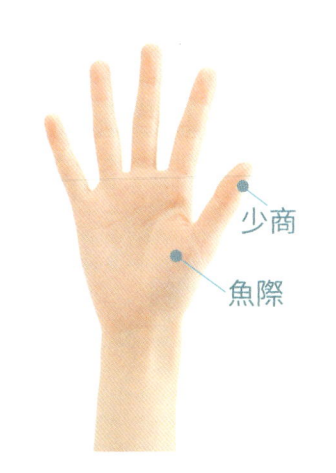

少商

魚際

CHAPTER 6 呼吸道系統——普通感冒

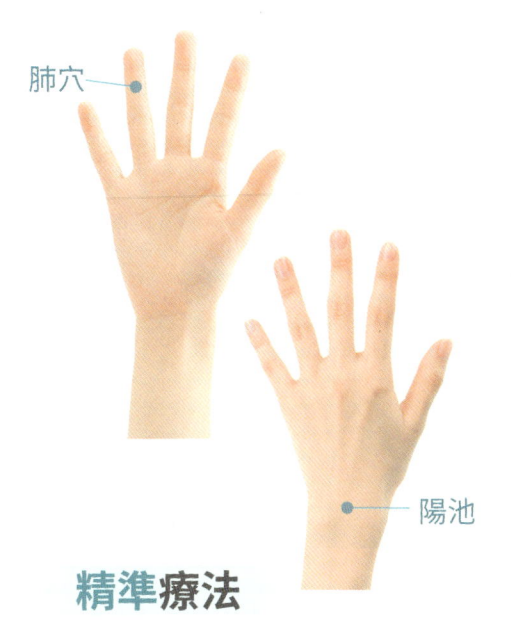

精準療法

1. 北耆、防風、白朮各 2 錢，以水 1000cc 煎成 500cc，去渣代茶飲用。
2. 葛根 15 克，以水 500cc 煎至 300cc，去渣，每日分三次飯前飲用。

醫師再次叮嚀

◎ 手部暨體部穴位刺激要領：力道中 - 約 2 公斤；中節奏，刺激 6 秒，休息 6 秒；時長 10 分鐘。
◎ 多留意天氣變化，並適時添加衣物。
◎ 補充均衡的飲食，以增加身體對病菌的抵抗力。
◎ 多吃富含維他命 C 的蔬果。

流行性感冒

清熱解毒、清心開竅

　　流行性感冒是由流感病毒所引起的一種急性呼吸道傳染病，主要是透過飛沫傳染，起病急、病情較一般感冒嚴重，具有高度的危險性。臨床上的症狀主要有發熱、頭痛、四肢乏力、全身痠痛等症狀，嬰幼兒、老年人等抵抗力較弱的族群容易併發肺炎。

　　流行性感冒屬於中醫「時行感冒」的範圍。中醫認為，流行性感冒的發生是由於體質虛弱、抗病能力低下，風挾時邪從口鼻、皮毛侵犯肺衛所致，以肺和皮毛為病變中心。肺主呼吸，外合皮毛，司衛氣之出入，外邪侵於上，勢必先犯肺，使其所司功能失常，所以流行性感冒在一發病即有明顯的全身性症狀，惡寒、發熱、頭痛、四肢痠痛是衛氣失固、皮毛受邪的表現，而鼻塞流鼻涕、咳嗽等是癈氣失宣的徵候。在治法上宜宣肺解表。

穴位療法

—手部穴位—

- 力道 - 中
- 節奏 - 中
- 時間 - 10

魚際
呼吸治療區

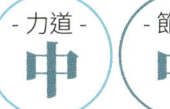

—體部穴位—

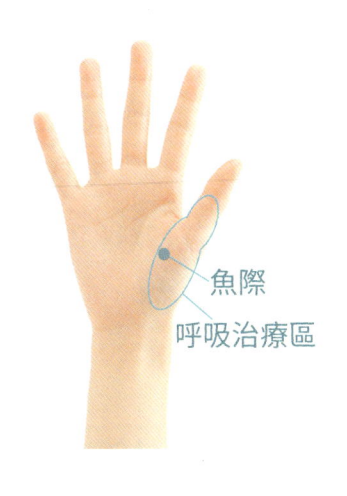

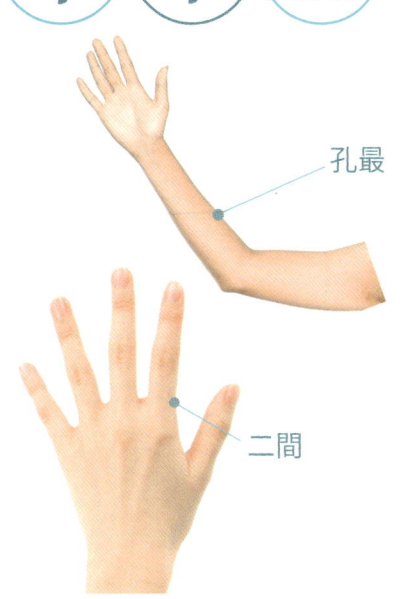

- 力道 - 中
- 節奏 - 中
- 時間 - 10

孔最
二間

精準療法

1. 板藍根10克,以水500cc煎成200cc去渣,每日分兩次服用,連服兩天。
2. 大青葉6錢,以水500cc煎至150cc去渣,每日分三次服用。

/ 醫師再次叮嚀 /

◎ 手部暨體部穴位刺激要領:力道中 - 約2公斤;中節奏,刺激6秒,休息6秒;時長10分鐘。
◎ 患病期,必須多休息,多喝開水;飲食必須清淡,吃容易消化的食物,忌食油膩、刺激性食物。
◎ 避免出入人多的公共場合,以免再次受到傳染。

CHAPTER 6 呼吸道系統——流行性感冒

急性扁桃腺炎

疏風解毒、清熱利咽

　　急性扁桃腺炎一般是指顎扁桃的急性發炎，本症可由細菌或病毒感染，常見於兒童及青少年，臨床上，會有咽頭、喉頭的乾燥感、疼痛感，以及惡寒、發燒、臉部發紅、頭痛、肌肉關節疼痛、腰痛等症狀。病勢惡化，頸部淋巴結會浮腫、疼痛，口蓋黏膜及口蓋垂會充血浮腫。一般情形，病程約 5 至 10 天，症狀便會逐漸消失，但亦有可能併發深頸部感染。

　　中醫歷代將此症歸於「**喉閉**」、「**喉痛**」、「**喉痹**」等範疇。係由於身體反應性失調和抵抗力降低，感冒病毒之邪乘虛而入所致，治法宜清熱解毒，消腫止痛為主。

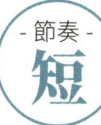

穴位療法

― 手部穴位 ―

- 力道 - **弱**
- 節奏 - **短**
- 時間 - **5**

中衝
咽喉區

― 體部穴位 ―

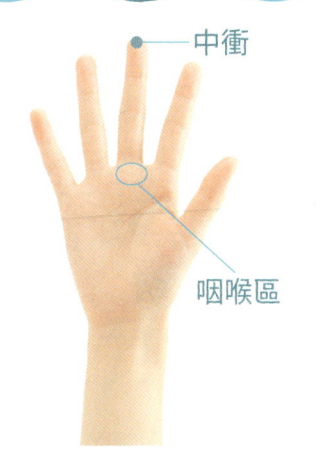

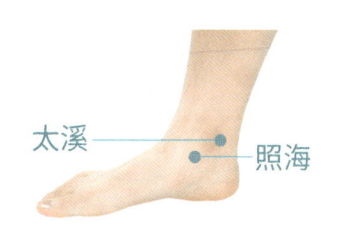

- 力道 - **中**
- 節奏 - **中**
- 時間 - **10**

太溪　照海

CHAPTER 6　呼吸道系統——急性扁桃腺炎

精準療法

1. 桔梗10克，用500cc水煎煮去渣，以此液漱口，可降低不適感。
2. 金銀花10朵，洗淨，以500cc沸水沖飲，有清熱消炎之效。

醫師再次叮嚀

◎ 手部穴位刺激要領：力道弱-約1公斤；短節奏，刺激3秒，休息3秒；時長5分鐘。
◎ 體部穴位刺激要領：力道中-約2公斤；中節奏，刺激6秒，休息6秒；時長10分鐘。
◎ 避免進食刺激性的食物，過冷過熱的食物也須避免。
◎ 以淡鹽開水漱口。
◎ 戒除菸酒。
◎ 多喝開水。

慢性支氣管炎

補肺氣、止咳嗽

　　慢性支氣管炎是內科常見的疾病，多半是由於急性支氣管炎未能完全痊癒所轉變而來。臨床上可分為單純型及喘息型。前者以咳嗽咯痰為主要症狀；後者除咳嗽、咯痰外還兼有喘息及哮鳴音。冬季發病嚴重，其主要病理變化為氣道阻塞，氣體分布不均。晚期常會併發阻塞性肺氣腫、肺動脈高壓和肺原性心臟病。

　　中醫認為本症源於外感六淫反覆侵襲人體，表衛受邪，肺失宣肅，痰濁內生，或肺臟久咳致虛，或其他臟腑病變累及於肺所致。本病的主要病理，其標在肺，其本在脾腎。治法上分標證與本證，中醫認為，該病的病因主要在於「本虛」，即肺腎氣虛，尤以腎陽不足為病本。

　　根據中醫「急則治其標」，「緩則治其本」的治療原則，在本病的緩解期（夏季）應從治本著手，採用扶正固本、健脾（培土生金）補腎等治療原則和方法，可以收到一定的治療效果。

穴位療法

—手部穴位—

- 力道 - **弱**
- 節奏 - **短**
- 時間 - **5**

—體部穴位—

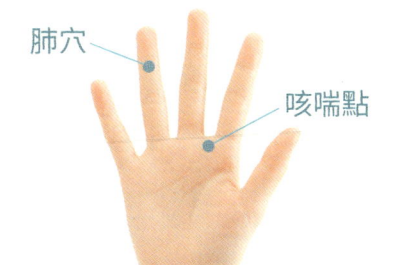

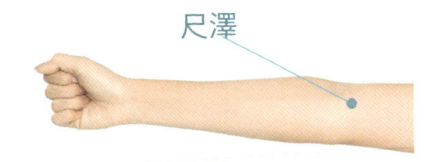

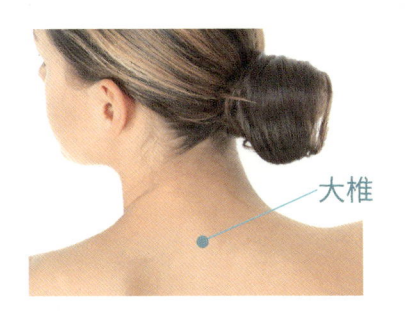

- 力道 - **中**
- 節奏 - **中**
- 時間 - **10**

肺穴
咳喘點

尺澤
大椎

CHAPTER 6 呼吸道系統——慢性支氣管炎

精準療法

1. 款冬花 10 克、冰糖 15 克以水 300cc 煎至 100cc，去渣代茶飲用。
2. 枇杷葉 15 克，去毛、蜜炙以水 300cc 煎至 100cc 去渣代茶飲用。

/ 醫師再次叮嚀 /

◎ 手部穴位刺激要領：力道弱 - 約 1 公斤；短節奏，刺激 3 秒，休息 3 秒；時長 5 分鐘。

◎ 體部穴位刺激要領：力道中 - 約 2 公斤；中節奏，刺激 6 秒，休息 6 秒；時長 10 分鐘。

◎ 體力鍛鍊對慢性支氣管炎的復發有很好的預防作用：應適量運動，增強免疫力。

支氣管哮喘

清熱宣肺、化痰平喘

　　支氣管哮喘是一種好發於春秋兩季的常見陣發性過敏疾病。其誘發因素十分複雜，主要有：

1. **外界過敏原**：如灰塵、花粉、動物皮膚、懸浮粒子高的污染空氣。

2. **呼吸道感染**：濾過性病毒所引起的呼吸道感染最常引發哮喘。

3. **精神因素**：據研究指出，有將近百分之三十的哮喘發作是由於其精神心理所誘發，兒童患者比例更高。

4. **氣候變化**：氣溫、溼度的急遽變化會使哮喘病人敏感的氣道受到刺激而引發哮喘。

5. **食物過敏**：尤以嬰幼兒為多，隨著年齡增長，對各種食物的耐受度增強，過敏反應也逐漸以吸入物為主。

　　如此看來，在現今社會，尤以居住在大都市的哮喘患者實在是很難完全避免繁多的誘發因素。

　　中醫認為哮喘的發生，是因宿痰內伏於肺，加上外感、飲食、情志、疲倦等因素，以致痰阻氣道，氣道攣急所致。故重視在緩解期扶植人體內在的抵抗力，以改善內在的體質狀態，即「未發時以扶正為主，既發時以攻邪為主」。

穴位療法

―手部穴位―

- 力道 - **弱**
- 節奏 - **短**
- 時間 - **5**

肺穴
咳喘點

―體部穴位―

- 力道 - **中**
- 節奏 - **中**
- 時間 - **10**

腎俞
關元

CHAPTER 6 呼吸道系統──支氣管哮喘

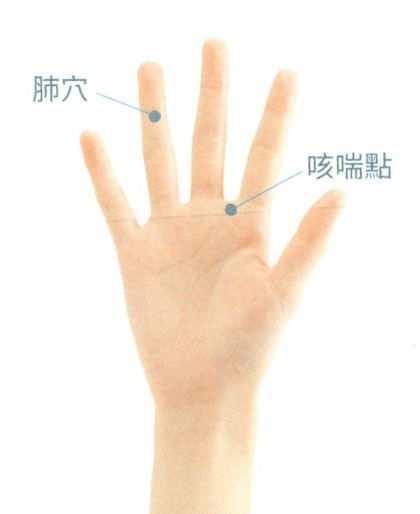

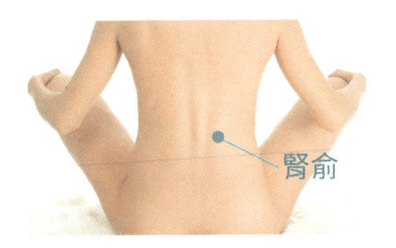

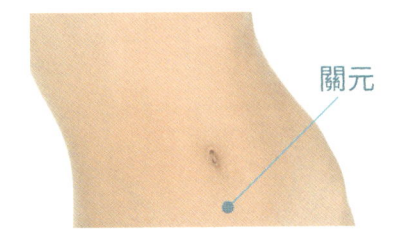

精準療法

1. 地龍粉，每日早晚以溫水口服 2 克。
2. 山藥 50 克，以水 200cc 煮爛飲用，每日一次。

醫師再次叮嚀

◎ 手部穴位刺激要領：力道弱 - 約 1 公斤；短節奏，刺激 3 秒，休息 3 秒；時長 5 分鐘。
◎ 體部穴位刺激要領：力道中 - 約 2 公斤；中節奏，刺激 6 秒，休息 6 秒；時長 10 分鐘。
◎ 遠離過敏原。

過敏性鼻炎

溫補肺臟、祛散寒邪

　　台灣因地處亞熱帶地區，氣候潮濕，是最容易產生過敏性疾病的氣候。過敏性鼻炎的病因可因為本身過敏體質、家族病史，或吸入物、食用物等接觸性過敏原，另外有皮膚接觸所引起的過敏，也屬常見，內分泌和感染也被認為與過敏性鼻炎的發作有相當的關係。臨床上間歇性的鼻內發癢，晨起就噴嚏連連，流出大量如清水狀的鼻水，或伴有眼、咽、面部、頸部搔癢，偶爾也有鼻塞、頭痛、耳鳴、咳嗽等症狀。

　　患者有時候因自主神經失調、內分泌障礙和精神緊張等症狀，也會出現類似過敏性鼻炎的症狀。最要緊的是先查出引起過敏的抗原，盡量與抗原隔絕。並觀察一天之內到底是何時？一年之中哪個季節症狀最為嚴重？是家中還是戶外較易罹患？接近貓狗等寵物時會不會引起？症狀會不會在打掃時惡化？都需要加以注意。發作的時間、場所、周遭的環境、行為，如日記般一點一滴地記載下來，以便做正確的判斷，找出真正的抗原。治法上宜益氣補肺，祛寒止涕。

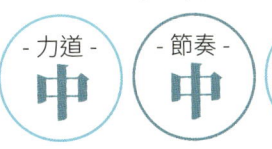

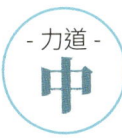

穴位療法

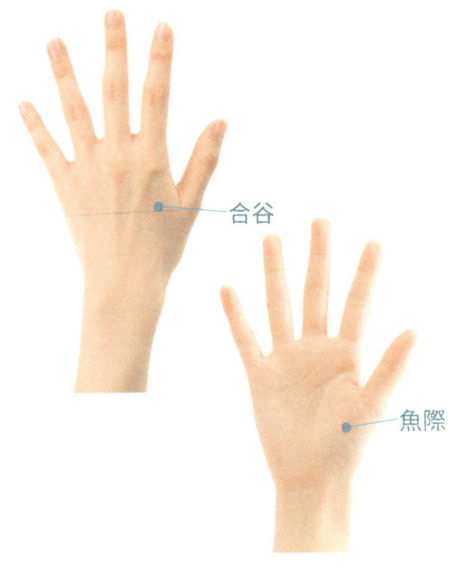

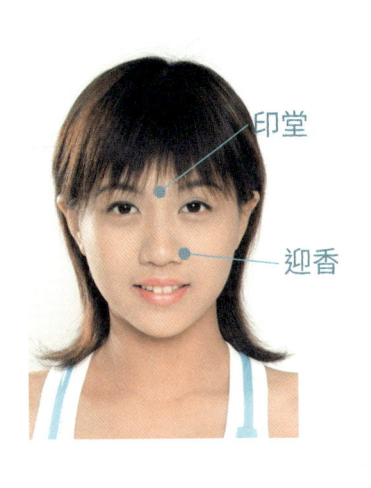

　　　　—手部穴位—　　　　　　　—體部穴位—

- 力道 - 中　- 節奏 - 中　- 時間 - 10　　　- 力道 - 中　- 節奏 - 中　- 時間 - 10

合谷

魚際

印堂

迎香

精準療法

1. 辛夷 10 克，以水 500cc 煎成 300cc，去渣代茶飲用。
2. 蒼耳子 5 克，以水 500cc 煎成 300cc，去渣代茶飲用。

醫師再次叮嚀

◎ 手部暨體部穴位刺激要領：力道中 - 約 2 公斤；中節奏，刺激 6 秒，休息 6 秒；時長 10 分鐘。
◎ 避免長期在寒冷室外或冷氣房裡，須注意保暖。
◎ 避免食用生冷食物及容易引起過敏之食物。
◎ 避免接觸過敏原，居家及工作環境應保持空氣的新鮮與流通。

CHAPTER 6　呼吸道系統——過敏性鼻炎

CHAPTER 7　消化道系統

慢性胃炎
舒肝清熱、溫胃止痛

　　慢性胃炎係指由於不同病因引起各種慢性胃粘膜炎性病變。本病是一種常見病，其發病率在各種胃病中居首位。本病以中止腹部腫痛或脹痛，伴噯氣、反酸、食慾不振為主要臨床表現。

　　中醫學認為，病因是寒邪犯胃、飲食傷胃（飲食過量、過食生冷、過食肥甘厚味、飢飽失常）、情志不暢（惱怒傷肝、憂思傷脾）、勞逸失度、體虛久病等引起。治法上宜溫胃止痛。

穴位療法

―手部穴位―

- 力道 - **弱**
- 節奏 - **短**
- 時間 - **5**

―體部穴位―

- 力道 - **中**
- 節奏 - **中**
- 時間 - **10**

胃腸點　胃腸區

梁丘　足三里

CHAPTER 7

消化道系統——**慢性胃炎**

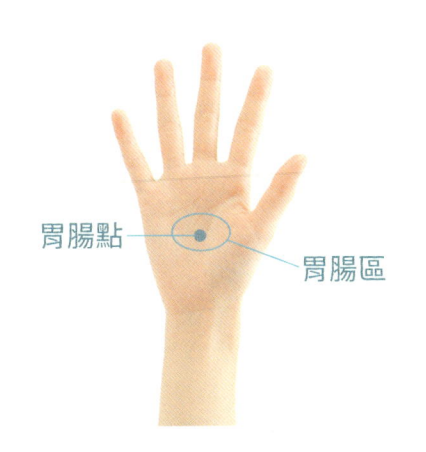

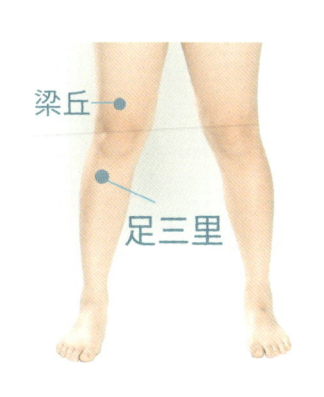

精準療法

1. 石斛6克，以水500cc煎成300cc，去渣代茶飲用。
2. 白荳蔻10克，以水500cc煎成300cc，去渣代茶飲用。

醫師再次叮嚀

◎ 手部穴位刺激要領：力道弱-約1公斤；短節奏，刺激3秒，休息3秒；時長5分鐘。
◎ 體部穴位刺激要領：力道中-約2公斤；中節奏，刺激6秒，休息6秒；時長10分鐘。
◎ 飲食須適度，勿暴飲暴食。
◎ 少吃或不吃對胃有刺激性的食物，並避免飲用濃茶。
◎ 戒除菸、酒。

呃逆

理氣和胃、降逆平呃

西醫學稱呃逆為**「膈肌痙攣」**，是指反覆性橫膈不隨意痙攣性收縮，使空氣突然被吸入呼吸道內，同時聲帶閉合，而造成特有之喘息聲音的一種症狀。臨床上常見呃逆聲連連，短促頻繁，可能持續數個小時不停，嚴重者甚至晝夜不停；有時也會間歇發作，延長至數日不癒。呃逆雖不是大疾，但妨礙談話、咀嚼、呼吸與睡眠，實在令人困擾不已。

呃逆古名為**「噦」**。首先應與乾嘔和噫氣加以鑑別，有聲無物而嘔吐涎沫者為乾嘔；胃氣因阻礙而上升有聲音為噫；呃呃連聲、聲短而頻，令人不能自制者為呃逆。呃逆總由胃氣上逆動膈而成，而引起胃失和降的病理因素，則有寒氣蘊蓄，燥熱內盛，氣鬱痰阻及氣血虧虛等諸多方面。張景岳認為：「呃逆之由，總由氣逆，氣逆於下，則直衝於上。」治法上宜降逆止呃，理氣和胃。

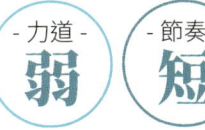

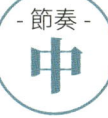

穴位療法

—手部穴位—
- 力道 **弱**
- 節奏 **短**
- 時間 **5**

胃腸點
中魁

—體部穴位—
- 力道 **中**
- 節奏 **中**
- 時間 **10**

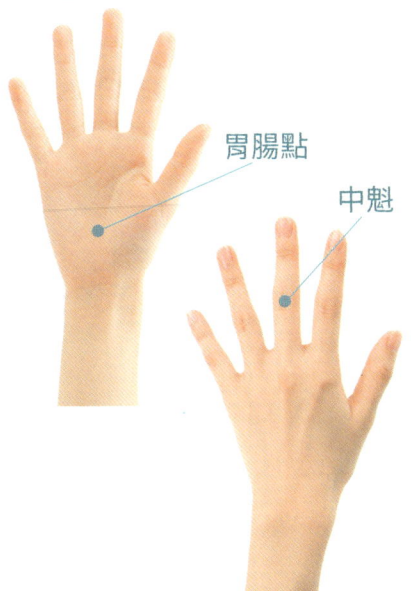

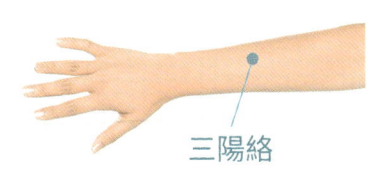

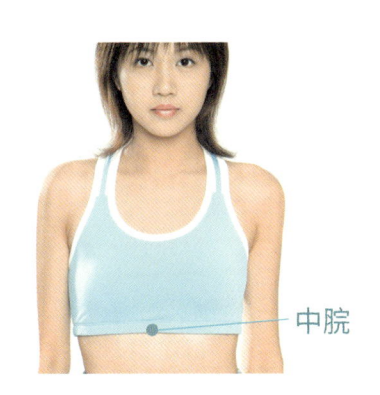

三陽絡
中脘

CHAPTER 7 消化道系統──呃逆

精準療法

1. 丁香 10 克，以水 500cc 煎成 300cc，去渣代茶飲用。
2. 柿蒂 10 克，以水 500cc 煎成 300cc，去渣代茶飲用。

醫師再次叮嚀

◎ 手部穴位刺激要領：力道弱 - 約 1 公斤；短節奏，刺激 3 秒，休息 3 秒；時長 5 分鐘。
◎ 體部穴位刺激要領：力道中 - 約 2 公斤；中節奏，刺激 6 秒，休息 6 秒；時長 10 分鐘。
◎ 避免精神刺激，放鬆心情。

急性腸炎

健脾利濕、清熱導滯

絕大多數的人都曾經發生過突然、劇烈的下腹痛，嚴重者除腹痛外，並有發燒、強烈的噁心、嘔吐感、下痢等症狀，有時會在腹部出現各種自覺症狀，在肚臍的下方及左方用手按壓即有疼痛感，這便是急性腸炎的明顯病徵。急性腸炎還可能併有腦膜炎、心內膜炎、顏面神經麻痹等症。

急性腸炎最常見的致病原因為細菌性的食物中毒，飲食不潔為致病的重要因素，常見的病菌有葡萄球菌、腸炎弧菌及沙門桿菌等，一般常在夏秋時節盛行。通常健康人的小腸，除了一些無害的細菌外，並沒有其他的物質，因為胃液、胰液等消化液能有效地殺死外來的細菌，但是當身體免疫力降低或受到強大細菌入侵時，就會引發急性腸炎。

中醫早在《內經》中就有對此類細菌性食物中毒的記載，歷代文獻將此症入「泄瀉」、「霍亂」、「嘔吐」、「下痢」等範疇。如《景岳全書》中所說：「霍亂一證，以其上吐下瀉，反覆不寧，而揮霍撩亂，故曰霍亂，此寒邪傷臟之病也。」中醫認為急性腸炎的病機為：「邪食阻滯中焦，濕與滯困阻脾胃，治水谷不化，清濁不分，混雜而下，并走大腸而成暴瀉。」中醫治法常以散寒除濕，輕清宣化為主。

穴位療法

一手部穴位一
- 力道 **弱**
- 節奏 **短**
- 時間 **5**

下痢點

胃脾大腸區

一體部穴位一
- 力道 **中**
- 節奏 **中**
- 時間 **10**

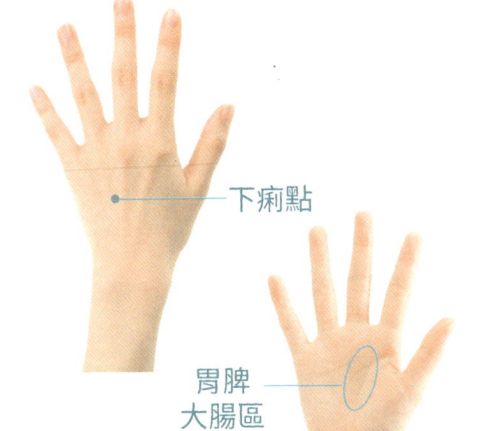

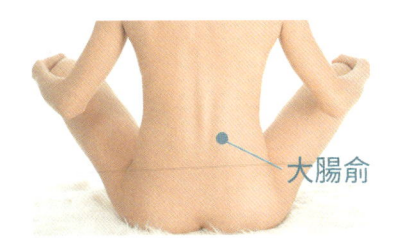

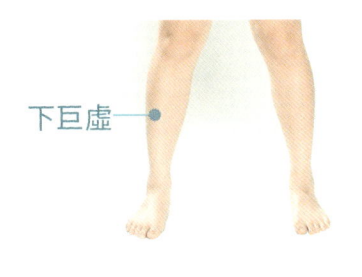

大腸俞

下巨虛

CHAPTER 7 消化道系統──急性腸炎

精準療法

1. 藿香 10 克，以水 500cc 煎成 300cc，去渣代茶飲用。
2. 砂仁 10 克，以水 500cc 煎成 300cc，去渣代茶飲用。

╱ 醫師再次叮嚀 ╱

◎ 手部穴位刺激要領：力道弱 - 約 1 公斤；短節奏，刺激 3 秒，休息 3 秒；時長 5 分鐘。
◎ 體部穴位刺激要領：力道中 - 約 2 公斤；中節奏，刺激 6 秒，休息 6 秒；時長 10 分鐘
◎ 適量運動，可以增強體質，調節免疫力。

吸收障礙

健脾養胃、抑肝消積

吸收障礙（Malabsorption）是個醫學術語，這表示身體無法適當地吸收維他命、礦物質、蛋白質、糖、脂肪等人體必需的營養素；這些營養素絕大多數是透過小腸吸收。

身體既然出現吸收營養素的障礙，不但長不高、長不胖，也會缺乏元氣與活力。其定義為消化道不能將攝取的食物營養按正常的速度運送到體液，而從糞便排泄引起營養不良的綜合表現。最常見的症狀有腹瀉、體重減輕、倦怠乏力，大便呈油膩狀並有惡臭味，嚴重者，晚期會出現全身性的營養不良、嚴重貧血、病理性骨折等癥狀。

中醫學認為此症因為飲食所傷，飲食過量、停滯不化，攝入過多肥甘油膩之物，或誤食生冷不潔，損傷脾胃，或因情志失調，憂思惱怒，以致肝氣鬱結，橫逆犯脾，運化失常。

本症的發病機理為脾胃功能虛弱，運化失常，水谷精微不能受納運化，水濕停滯，傳導失司，精微匱乏，機體失於充養而導致本症。治法上宜抑肝伏脾、理氣化濕。

穴位療法

—手部穴位—

- 力道 **弱**
- 節奏 **短**
- 時間 **5**

胃腸點
胃腸區

—體部穴位—

- 力道 **中**
- 節奏 **中**
- 時間 **10**

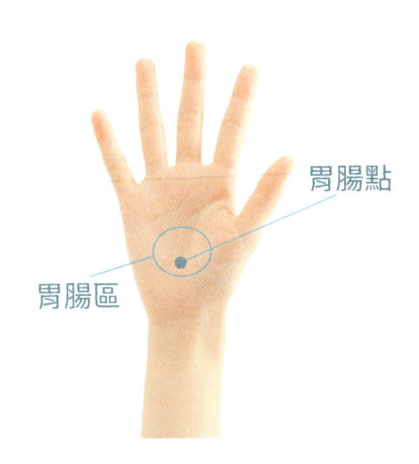

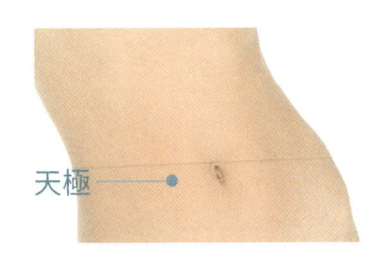

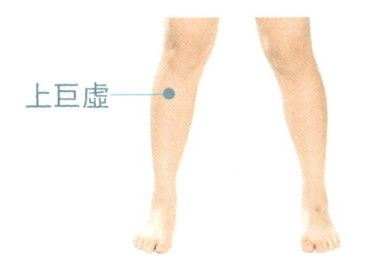

天樞
上巨虛

CHAPTER 7 消化道系統—吸收障礙

精準療法

1. 山藥10克，以水500cc煎成300cc，去渣代茶飲用。
2. 陳皮10克，以水500cc煎成300cc，去渣代茶飲用。

醫師再次叮嚀

◎ 手部穴位刺激要領：力道弱 - 約1公斤；短節奏，刺激3秒，休息3秒；時長5分鐘。
◎ 體部穴位刺激要領：力道中 - 約2公斤；中節奏，刺激6秒，休息6秒；時長10分鐘。
◎ 要根除此症，首要是要消除病因。飲食宜清淡，應選擇高蛋白低脂肪易消化的食物。

腹瀉

健脾利胃、調理腎陽

　　腹瀉是消化系統疾病中的一種常見症狀,是指排便次數多於平時,糞便稀薄,含水量增加,有時脂肪增多,帶有不消化物。腹瀉分為急性與慢性兩種,病程超過兩個月者稱為慢性腹瀉。本病以便溏、次數增多、腹痛或腹不痛等為主要臨床表現。

　　中醫認為外感六淫,內傷七情,飲食不節,脾胃運化失司,皆可致泄瀉。其直接之病位在脾胃腸道,病機的關鍵是脾胃腸道的升降、運化、受納、作用失司。治法上宜健胃理脾,整腸止瀉。

穴位療法

—手部穴位—
- 力道 - 弱
- 節奏 - 短
- 時間 - 5

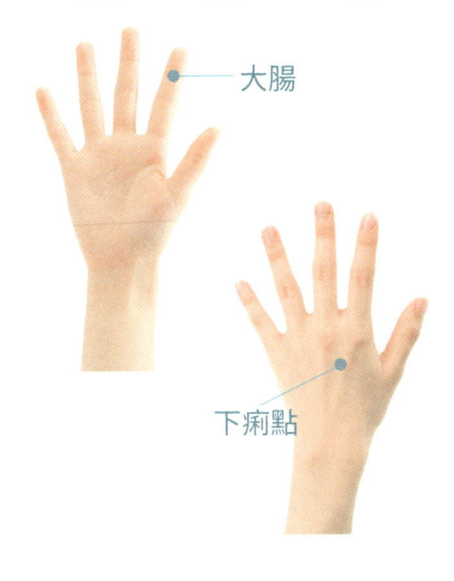

—體部穴位—
- 力道 - 中
- 節奏 - 中
- 時間 - 10

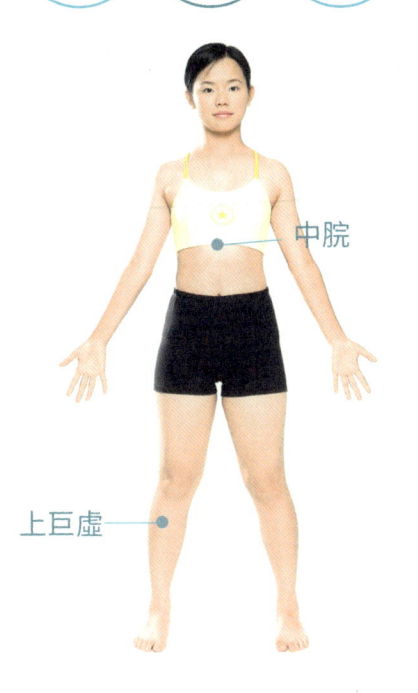

CHAPTER 7 消化道系統——腹瀉

手部標示：大腸、下痢點
體部標示：中脘、上巨虛

精準療法

1. 枳殼10克，以水500cc煎成300cc，去渣代茶飲用。
2. 白豆蔻10克，以水500cc煎成300cc，去渣代茶飲用。

醫師再次叮嚀

◎ 手部穴位刺激要領：力道弱 - 約1公斤；短節奏，刺激3秒，休息3秒；時長5分鐘。
◎ 體部穴位刺激要領：力道中 - 約2公斤；中節奏，刺激6秒，休息6秒；時長10分鐘。
◎ 飲食要避免濃茶、酒類、辛辣等食物，這些食物會刺激腸胃分泌增加而對腹瀉不利。
◎ 對消化不良的脂肪瀉、膽石症等疾病宜低脂飲食。

痔瘡

清熱利濕、涼血止血

痔瘡是一種常見的肛門疾病，肛門是個管狀通道，約2.5公分長，痔瘡為肛門上下兩組靜脈血管叢膨漲，或靜脈曲張所引起，又稱為**肛門靜脈瘤**。

臨床上，當靜脈擴張時，會引起血液循環不良，導致塊狀的出血，這種症狀在初期並不固定，時而出現時而消失。一時常一久站、久立、久坐，即容易形成痔瘡。另外，時常便秘、腹瀉或者罹患心臟衰竭、肝硬化疾病，或懷孕、生產、久咳等都可能引發痔瘡，有肛門出血或疼痛的現象即要立刻就醫診療。

本症屬中醫學的「**血痔**」、「**腸風**」等範疇。中醫認為飲食不節、起居失常、大便失調、妊娠多產及七情內傷等因素，都可導致肛腸氣血失調，經絡阻滯，筋脈瘀結而引發本病，在治療痔瘡上主要是以改善疼痛狀態以及止血為主。

穴位療法

—手部穴位—

- 力道 - **弱**
- 節奏 - **短**
- 時間 - **5**

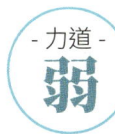

—體部穴位—

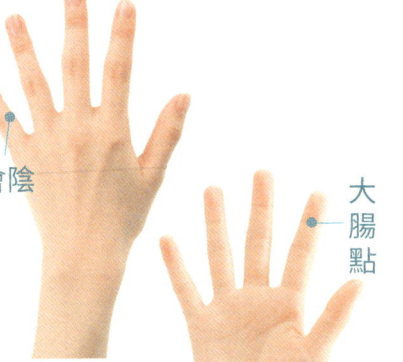

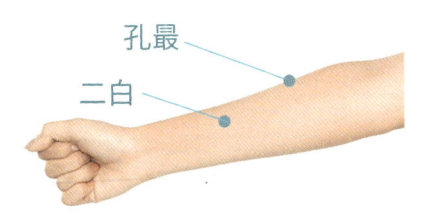

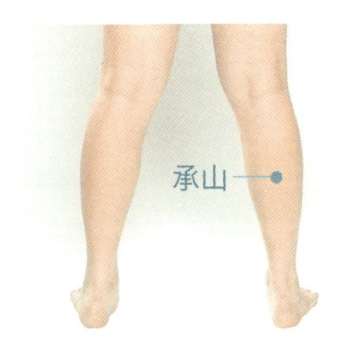

- 力道 - **中**
- 節奏 - **中**
- 時間 - **10**

手部穴位：會陰、大腸點

體部穴位：孔最、二白、承山

CHAPTER 7 消化道系統——痔瘡

精準療法

1. 槐花 10 克，以水 500cc 煎成 300cc，去渣代茶飲用。
2. 地榆炭 10 克，以水 500cc 煎成 300cc，去渣代茶飲用。

醫師再次叮嚀

◎ 手部穴位刺激要領：力道弱 - 約 1 公斤；短節奏，刺激 3 秒，休息 3 秒；時長 5 分鐘。

◎ 體部穴位刺激要領：力道中 - 約 2 公斤；中節奏，刺激 6 秒，休息 6 秒；時長 10 分鐘。

◎ 發作期，每天可做數次的溫水坐浴，以促進血液循環並消腫止痛。

便秘

滋陰健脾、溫陽益氣

談到便秘，大家一定都很熟悉，這也是許多人揮之不去的夢魘。就是因為民眾對「便秘」這個疾病太熟悉，因此大多數人都忽略它對身體健康危害的嚴重性。

事實上若有大便長期祕結或解而不暢，不僅可以引起多種疾病，還會使許多宿疾復發，如惡性高血壓患者容易因排便過分用力血壓遽升；便秘與痔瘡形成惡性循環；另外便秘也會引起頭痛、胸痛甚至發燒，所以我們在日常生活中不能輕忽這個重要的問題。

中醫認為引起便秘的原因有以下幾點：（一）飽食酒肉、辛辣之物，則燥熱內結所致；（二）情志抑鬱、憂愁思慮，而致氣機失調，津液不能布達，腸腑失調；（三）氣血虛衰，血少腸道失潤，素體陽虛，寒自內生，陰虛津枯；（四）熱病傷陰，產後傷陰，產後失調；（五）濫用攻下之藥，損傷中氣而無力推動，或久病臥床，腸道蠕動遲緩。在治法上以溫陽健脾宣肺為主。

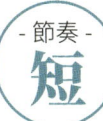

穴位療法

—手部穴位—

- 力道 - **弱**
- 節奏 - **短**
- 時間 - **5**

大腸點
胃腸點

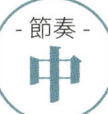

—體部穴位—

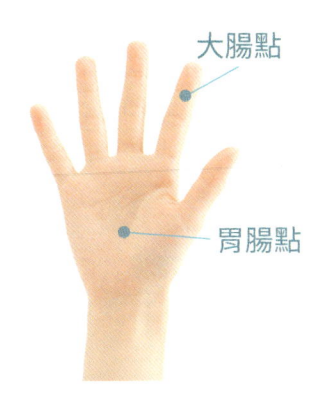

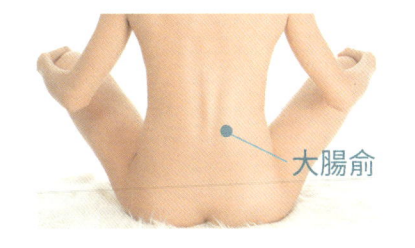

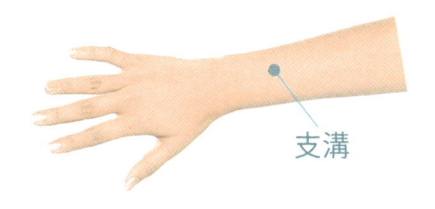

- 力道 - **中**
- 節奏 - **中**
- 時間 - **10**

大腸俞
支溝

CHAPTER 7 消化道系統——便秘

精準療法

1. 草決明10克，以水250cc煎至160cc去渣，每日早晚服用。
2. 大黃粉1克，以溫開水送服，每日一次。

醫師再次叮嚀

◎ 習慣性便秘經常是起因於不良的習慣，如偏食，過食肥脂油膏，缺乏纖維食物通便潤腸，飲食內容的調整也是十分重要的，所以改善飲食結構及定時用餐是改善習慣性便秘的首要因素。

◎ 心理的因素也是相當重要，日常生活要避免過度緊張、焦慮、作息須正常，避免自律神經失常引起的便秘。

◎ 有便秘情形，不可濫用瀉藥，這樣反而對腸黏膜過度刺激而減低其蠕動反應能力，而加重便秘。

脂肪肝
疏肝去熱、除瘀通絡

脂肪肝是指肝內脂肪含量大增的一種病變。正常人肝內總脂量占肝重的5%，內含磷脂、三酸甘油脂、脂酸、膽固醇及膽固醇酯。脂肪肝者總脂量可達40%~50%，主要是三酸甘油脂及脂酸，而磷脂、膽固醇、膽固醇酯只少量增加。導致本病之因素有肥胖、飢餓、營養不良、肥胖症、糖尿病、急性妊娠脂肪肝等。

本症中醫學歸入「**積聚**」、「**痰症**」的範疇。並認為本病常因飲食不節、脾失健運，情志內傷、肝失疏泄，勞逸偏頗，氣血失和等所致。

《素問·陰陽應象大論》說：「怒傷肝、喜傷心、思傷脾、憂傷肺、恐傷腎。」久則氣血不利，氣滯血瘀，痰瘀互結，浸淫脈道。治法上宜疏肝化瘀，消脹通絡。

穴位療法

—手部穴位—

- 力道 - **弱**
- 節奏 - **短**
- 時間 - **5**

—體部穴位—

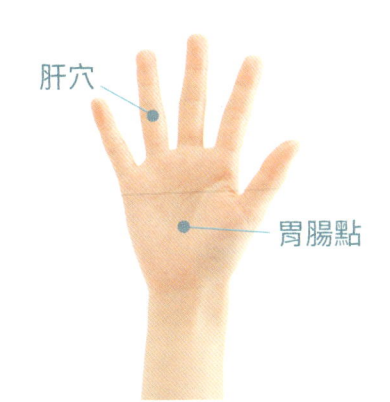

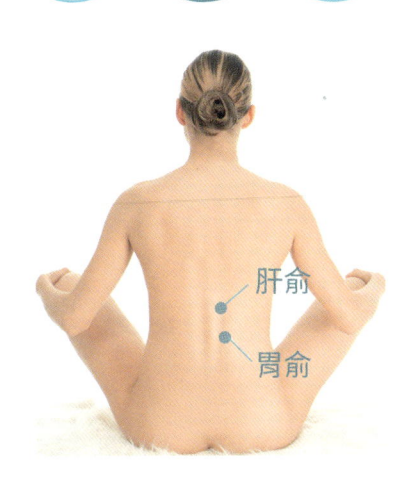

- 力道 - **中**
- 節奏 - **中**
- 時間 - **10**

手部穴位：肝穴、胃腸點

體部穴位：肝俞、胃俞

CHAPTER 7 消化道系統——脂肪肝

精準療法

1. 何首烏10克，以水500cc煎成300cc，去渣代茶飲用。
2. 刺五加10克，以水500cc煎成300cc，去渣代茶飲用。

醫師再次叮嚀

◎ 手部穴位刺激要領：力道弱-約1公斤；短節奏，刺激3秒，休息3秒；時長5分鐘。

◎ 體部穴位刺激要領：力道中-約2公斤；中節奏，刺激6秒，休息6秒；時長10分鐘。

◎ 應以低糖低脂肪飲食為宜，多多攝取含維生素高的食物。

◎ 少食蔥、薑、蒜、辣椒、胡椒等對肝臟有刺激的食物。

◎ 積極治療原發性疾病，糖尿病、肝炎病人容易合併脂肪肝，對這些患者應積極治療，以防脂肪肝的發生。

消化性潰瘍

理氣和胃、健脾溫中、化瘀止血

消化性潰瘍形成的主要原因是胃液中的胃酸和胃蛋白之消化作用，使腸胃黏膜組織因為胃酸侵蝕形成明顯、侷限性且易反覆發作的慢性潰瘍。任何年齡層都會罹患，以青壯年較為常見，有家族史的患者居多。精神緊張、壓力、飲食不定都容易造成潰瘍。

潰瘍的部位包括食道下端、胃、十二指腸及胃腸吻合術後的空腸都可能發生。臨床上因其主要的病理變化是在胃和十二指腸產生圓形或橢圓形的潰瘍，所以又稱為胃十二指腸潰瘍。在臨床症狀表現上不一。普遍是週期性和長期性的中上腹疼痛。或有腹脹、噁心嘔吐反胃，便秘或腹瀉及有壓迫感、膨脹感、鈍痛、刺痛、殺痛等不同。

中醫認為消化性潰瘍的發生與胃、肝、脾三臟有關。中醫將其歸入「**胃脘痛**」、「**胃瘍**」的範疇。其病因有飲食不潔或不節，會損傷脾胃，脾失運化，胃氣不降而產生食不知味，胸痛痞悶，心腹脹滿，噯腐吞酸等症狀。再者因五味過偏，這可造成臟氣偏勝及脾胃虛弱而致病。或因情志失調，如憂思惱怒，可導致氣機鬱滯，氣血鬱結，肝失疏瀉，橫及脾胃。在治法上，依辨證，脾胃不和宜健脾和胃；脾胃溼熱宜清熱化濕；脾胃虛寒者宜溫中散寒。

穴位療法

— 手部穴位 —

- 力道 - 中
- 節奏 - 中
- 時間 - 10

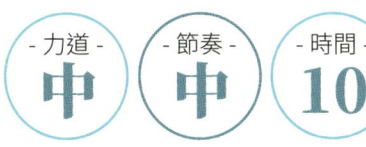

— 體部穴位 —

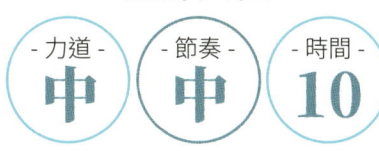

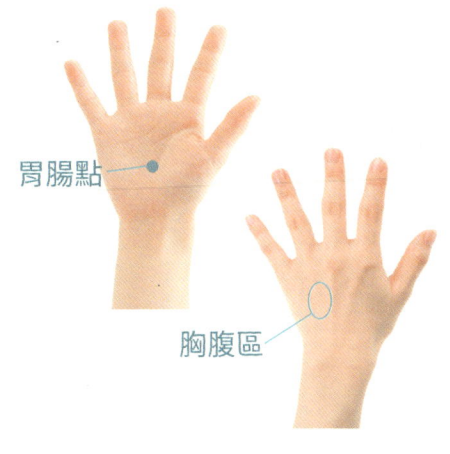

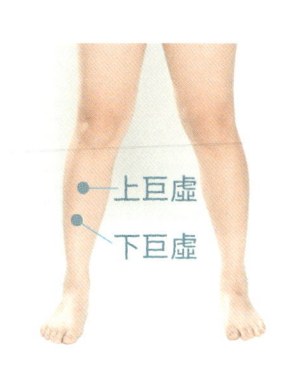

- 力道 - 中
- 節奏 - 中
- 時間 - 10

胃腸點
胸腹區
上巨虛
下巨虛

精準療法

1. 三七粉1.5克，每日以溫水送服一次。
2. 地龍粉6克，每日分三次，飯後以溫水送服。
3. 烏賊骨粉5克、貝母粉4克，調勻，每次飯前服用3克，每日三次。

醫師再次叮嚀

◎ 手部暨體部穴位刺激要領：力道中 - 約2公斤；中節奏，刺激6秒，休息6秒；時長10分鐘。
◎ 精神壓力過大容易導致潰瘍的復發，應該做好情緒的控制管理。
◎ 飲食上，應選擇容易消化的食物為主，並避免油膩、辛辣刺激性的食物。
◎ 三餐定食定量，不過飢過飽。起居作息有節，不過度疲勞，都能防止潰瘍的復發。

CHAPTER 7 消化道系統 — 消化性潰瘍

CHAPTER 8　泌尿系統

膀胱炎
清利溼熱、消炎止痛

　　膀胱炎為泌尿系統的常見疾病，多繼發於尿道炎、陰道炎、子宮頸炎或前列腺炎，是由於膀胱三角區和後尿道受到炎症刺激所致。青年到中年以女性為多見，老年人則以男性為多。致病菌以大腸桿菌、鏈球菌和葡萄球菌為常見。本病以尿頻、尿急、尿痛、少腹拘急、尿血、尿濁為主要臨床表現。

　　病因可歸納為：外陰不潔，穢濁之邪上犯膀胱。患毒瘡癤腫，溼熱毒邪波及膀胱。過食肥甘酒辛，積濕生熱，下注膀胱。以上三種病因，無論是上受、下犯，抑或是毒邪浸淫累及膀胱，其病邪的性質均屬溼熱。溼熱蘊結膀胱，氣機受阻，膀胱氣化不利，故見尿頻、尿急、尿痛、少腹弦急。治法以清利下焦溼熱為主。

穴位療法

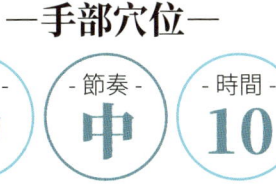

― 手部穴位 ―

- 力道 - 中
- 節奏 - 中
- 時間 - 10

腎穴
命門

― 體部穴位 ―

- 力道 - 中
- 節奏 - 中
- 時間 - 10

陰陵泉
腹溜

CHAPTER 8 泌尿系統―膀胱炎

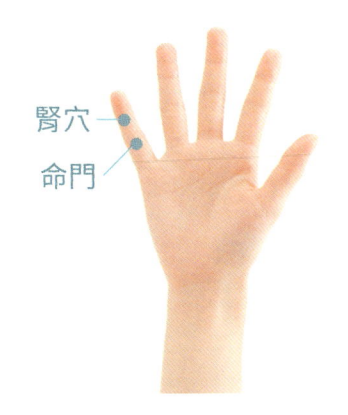

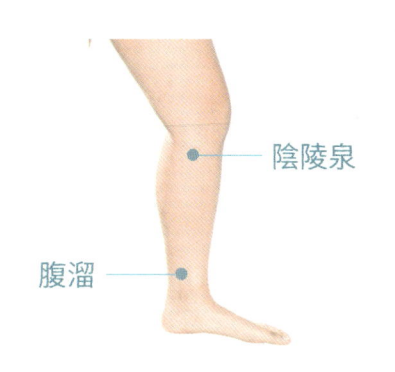

精準療法

1. 大小薊10克，以水500cc煎成300cc，去渣代茶飲用。
2. 車前草10克，以水500cc煎成300cc，去渣代茶飲用。

醫師再次叮嚀

◎ 手部暨體部穴位刺激要領：力道中 - 約2公斤；中節奏，刺激6秒，休息6秒；時長10分鐘。
◎ 發病後應注意多休息，多飲水，而且不可以憋尿。
◎ 飲食清淡，禁食辛辣刺激食物。
◎ 保持會陰部的清潔，洗澡時應以淋浴為主。

急性前列腺炎

清肝泄熱、化濕利尿

急性前列腺炎為細菌或病毒等所致的前列腺體或腺管的急性化膿性炎症。畏寒高熱，會陰部疼痛，尿頻、尿急、排尿困難是本病的主要臨床表現。

其感染的途徑有：

（1）血行感染：常起源於齒、扁桃腺、呼吸道、皮膚的感染病灶，細菌隨血行擴展至前列腺，引起前列腺急性炎症；

（2）淋巴感染：下尿道及肛門、結腸的炎症可經淋巴管擴散而感染前列腺；

（3）直接蔓延，泌尿系統的感染可通過前列腺逆行至腺體。

本病屬中醫**「淋濁」**的範疇。過度飲酒、恣情縱欲、感冒風寒、會陰損傷，是本病的主要發病因素。溼熱襲於肝腎，蘊於精室，是發生本病的主要病機。治法上宜清熱利濕，消炎止痛。

穴位療法

—手部穴位—
- 力道 - 短
- 節奏 - 短
- 時間 - 5

—體部穴位—
- 力道 - 中
- 節奏 - 中
- 時間 - 10

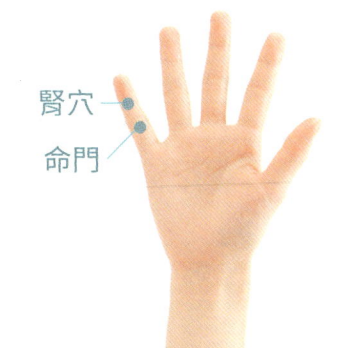

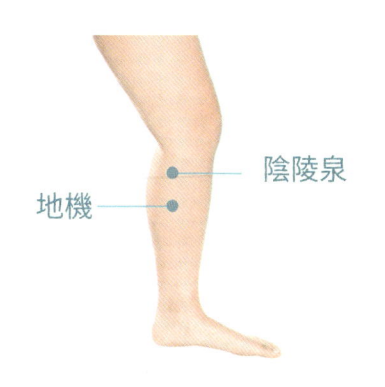

手部標示：腎穴、命門

體部標示：陰陵泉、地機

精準療法

1. 車前草 10 克，以水 500cc 煎成 300cc，去渣代茶飲用。
2. 冬瓜子 15 克，以水 500cc 煎成 300cc，去渣代茶飲用。

醫師再次叮嚀

◎ 手部穴位刺激要領：力道弱 - 約 1 公斤；短節奏，刺激 3 秒，休息 3 秒；時長 5 分鐘。
◎ 體部穴位刺激要領：力道中 - 約 2 公斤；中節奏，刺激 6 秒，休息 6 秒；時長 10 分鐘。
◎ 戒除菸、酒。
◎ 保持大便通暢。
◎ 忌食辛辣。
◎ 適當的性生活。

乳糜尿（尿濁）

清熱健脾、補腎化瘀

尿中含有乳糜液，外觀呈乳白色或奶酪狀，稱為乳糜尿。乳糜液的主要成分是三酸甘油脂、白蛋白、卵磷脂、膽固醇、纖維蛋白等。乳糜尿中如混有血液，稱為乳糜血尿，如伴有膿尿，稱為乳糜膿尿。乳糜尿多為間歇性，常因過勞、妊娠、分娩等因素誘發。可間隔數週、數日或數年後作一次，少數呈持續性。本病主要表現為尿液渾濁呈乳白色。

根據本病的臨床表現，屬於中醫學中的**「尿濁」**、**「膏淋」**等範疇。本病多因感受溼熱之邪或飲食失節，過食肥甘，脾失健運，釀溼生熱，蘊結下焦，阻滯經脈，以致膀胱氣化不利，無以分清泌濁，不能制約脂液下流，使其失其常道，致尿液如脂如膏，病久則腎氣受損，腎氣虛衰，下元不固，不能攝納脂液，致淋出如脂。本病病變主要在脾胃，以脾胃不足為本，溼熱下注為標。有關乳糜尿的發病機理，長期以來論說不一，以往認為由淋巴管阻塞引起，現在認為淋巴動力學改變也可導致乳糜尿。治宜清熱解濁，補腎化瘀。

穴位療法

—手部穴位—

- 力道 - 中
- 節奏 - 中
- 時間 - 10

腎穴

會陰

—體部穴位—

- 力道 - 中
- 節奏 - 中
- 時間 - 10

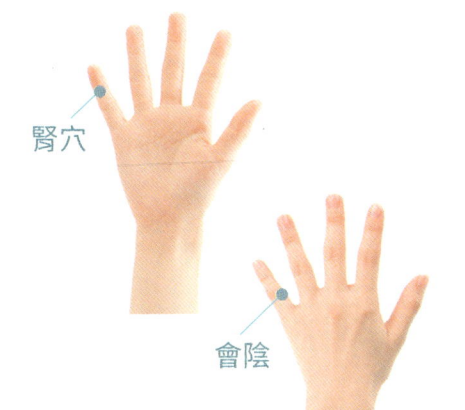

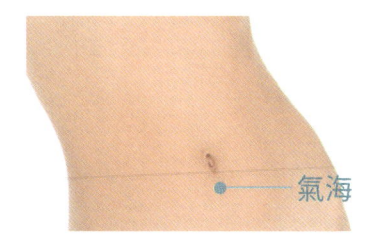

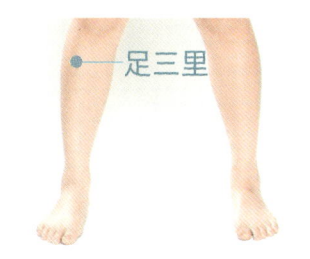

氣海

足三里

精準療法

1. 萆薢10克，以水500cc煎成300cc，去渣代茶飲用。
2. 丁豎朽10克，以水500cc煎成300cc，去渣代茶飲用。

醫師再次叮嚀

◎ 手部暨體部穴位刺激要領：力道中-約2公斤；中節奏，刺激6秒，休息6秒；時長10分鐘。
◎ 應注意休息。適量飲水，不要憋尿。
◎ 飲食忌油脂之類，宜清淡且有營養的物質及新鮮蔬菜。
◎ 適當運動，增強體質，改善機體的防衛機能。

CHAPTER 8　泌尿系統——乳糜尿（尿濁）

遺精

養心調腎、濇精止遺

　　精子從青春期開始在睪丸內 24 小時不停地生產，存於精囊內，再加上前列腺液而成為精液。如果沒有性行為，一個成年男子每月遺精 1 至 3 次，是屬正常的生理性遺精。但是遺精的次數太過頻繁（每日皆有，或一日數次）或者在一般的性衝動下，即有精液排出，則屬病態。頻繁性的遺精除了精神緊張所造成的神經衰弱引起外，包莖、包皮過長，前列腺肥大、慢性前列腺炎等疾病亦會造成。

　　中醫認為本症多由情志內傷所致，或因勞累過度，心脾損傷；先天不足或久病失養，導致腎元內虛，封臟失職，而精液不藏，腎氣不足宜補腎濇精。一般而言本症預後都屬良好，但由於前列腺肥大、慢性前列腺炎所導致的遺精，療效相對是較慢的。必須注意治療原發疾病。治法上宜養心調腎，濇精止遺。

穴位療法

—手部穴位—

- 力道 -　**弱**
- 節奏 -　**短**
- 時間 -　**5**

—體部穴位—

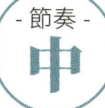

- 力道 -　**中**
- 節奏 -　**中**
- 時間 -　**10**

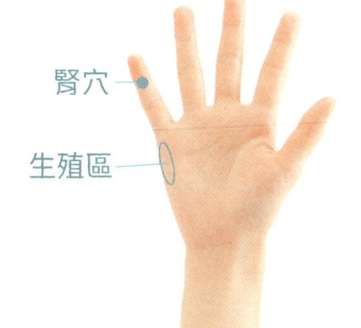

腎穴

生殖區

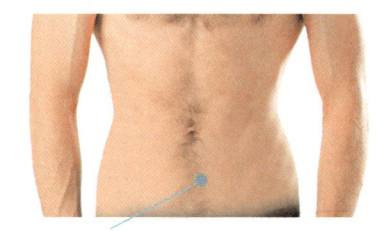

曲骨

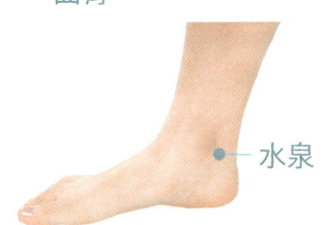

水泉

CHAPTER 8　泌尿系統——遺精

精準療法

1. 萆薢 12 克，以水 300cc 煎至 90cc 去渣，一日分三次溫服。
2. 淫羊藿 12 克，以水 500cc 煎至 300cc 去渣，每日分三次溫服。

醫師再次叮嚀

◎ 手部穴位刺激要領：力道弱 - 約 1 公斤；短節奏，刺激 3 秒，休息 3 秒；時長 5 分鐘。

◎ 體部穴位刺激要領：力道中 - 約 2 公斤；中節奏，刺激 6 秒，休息 6 秒；時長 10 分鐘。

◎ 精神上的調養對此症相當重要。尤其是青少年朋友，應多將心思放到課業及培養健康的休閒育樂以轉移對性的好奇心。

陽痿

疏肝調腎、行氣壯陽

陽痿可分為生理性和病理性兩部分，生理性指老年人睪丸內分泌功能降低，睪丸酮分泌減少，而腦下垂體促性腺激素濃度增高，即下視丘—腦下垂體—性腺軸功能紊亂，少數出現男性更年期綜合症或神經質、性慾減低或消失、勃起能力減退或消失。

病理性主要指五十歲以前，可分為原發性和繼發性二種，原發性是指從未有過勃起和射精的過程，多見於青春期初的性功能減退；繼發性指曾經有正常的勃起與射精的過程，又可進一步分為精神性和器質性陽痿。精神性陽痿大多是由於精神因素所造成，如過度疲勞、焦慮、緊張和環境因素等；器質性陽痿多發生於慢性疾病後，或由睪丸、甲狀腺、腎上腺、糖尿病等內分泌疾病造成。另外如外傷、酗酒、藥物中毒皆可能引起陽痿。

中醫認為其病因有相火偏旺，恣情縱慾，導致陰精耗損，宗筋失養，或因腎陽不足，命門火旺，精氣虛備，以致陽事痿軟。再者，因思慮損傷心脾，鬱怒傷肝，驚恐傷腎，溼熱下注，宗筋弛縱。一般多以溫補腎陽為治則。

穴位療法

—手部穴位—

- 力道 - 中
- 節奏 - 中
- 時間 - 10

勞宮　地神

—體部穴位—

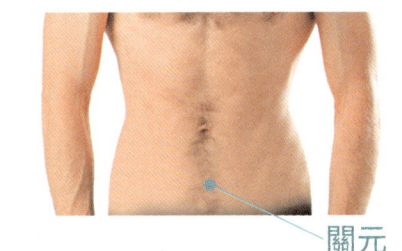

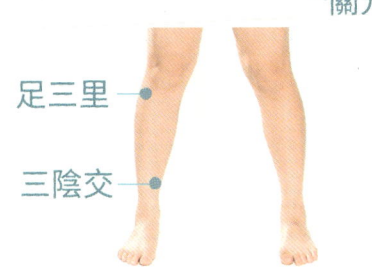

- 力道 - 強
- 節奏 - 長
- 時間 - 15

關元
足三里
三陰交

CHAPTER 8　泌尿系統——陽痿

精準療法

1. 韭菜子 12 克，以水 300cc 煎至 90cc 去渣，每日分三次服用。
2. 肉蓯蓉 12 克，以水 500cc 煎至 300cc 去渣，每日分三次服用。

醫師再次叮嚀

◎ 手部穴位刺激要領：力道中 - 約 2 公斤；中節奏，刺激 6 秒，休息 6 秒；時長 10 分鐘。
◎ 體部穴位刺激要領：力道強 - 約 3 公斤；長節奏，刺激 9 秒，休息 9 秒；時長 15 分鐘。
◎ 器質性的陽痿以西醫治療為主，中醫為輔。
◎ 老年性陽痿應以補陽為主，但老年人多數有慢性攝護腺炎，應在補陽中多注意消炎解毒藥物的配合。

慢性前列腺炎

滋陰降火、益腎固本

　　慢性細菌性前列腺炎是青壯年、中老年男性的常見疾病，直接來自血行感染的較多。雖然該病能繼發於急性前列腺炎，但臨床上大多數患者可以沒有急性炎症過程。由於腺體長期充血、腺小管子阻塞和腺體功能低下等原因，可出現尿頻、尿痛及各種類型的性功能障礙等症狀。其致病菌常為格蘭氏陽性菌，如葡萄球菌、鏈球菌，也有格蘭氏陰性菌為主的如大腸桿菌、變形桿菌及克雷白菌菌屬等，亦可二者混合感染。經常性的過度飲酒、性刺激和會陰部損傷等，使前列腺發生非細菌性的充血反應，易為細菌的侵入和繁殖創造良好環境。下尿道梗阻、尿流不暢，也是發病的誘因。

　　本病病因病機甚為複雜。中醫稱其「腎虧於下，封藏失職」，凡敗精淤濁，溼熱下注，精室被擾，精關不固，皆可形成本病。常見的原因是忍精和感染。前者多由青壯年相火易動，精未泄出；或同房、遺精、手淫、驚恐等，忍精不泄，敗精流注，精關不固，遂成精濁。後者多由於肺脾素虛，容易感冒、腹瀉，引動下焦溼熱；或包皮過長，藏污納垢；或性交不潔，溼熱內侵，留於精室，精濁混淆，精離其位，而成本病。治法上宜滋陰清熱，益腎固本。

穴位療法

—手部穴位—
- 力道 - 弱
- 節奏 - 短
- 時間 - 5

—體部穴位—
- 力道 - 中
- 節奏 - 中
- 時間 - 10

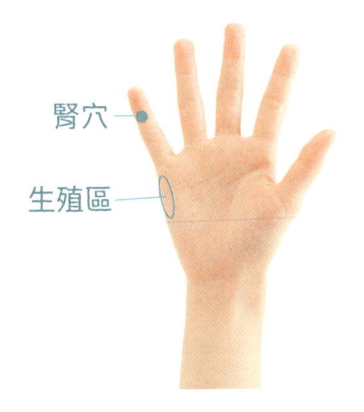

腎穴
生殖區

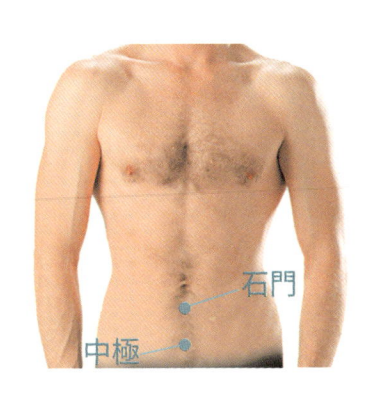

石門
中極

CHAPTER 8 泌尿系統——慢性前列腺炎

精準療法

1. 王不留行10克，以水500cc煎成300cc，去渣加少許冰糖，代茶飲用。
2. 敗醬草10克，以水500cc煎成300cc，去渣加少許冰糖，代茶飲用。

醫師再次叮嚀

◎ 手部穴位刺激要領：力道弱-約1公斤；短節奏，刺激3秒，休息3秒；時長5分鐘。
◎ 體部穴位刺激要領：力道中-約2公斤；中節奏，刺激6秒，休息6秒；時長10分鐘。
◎ 慢性前列腺炎不可作前列腺按摩，注意尿道儀器檢查，以防止感染擴散。
◎ 急性發作期應臥床休息，以流質食物進食，多喝水，保持大便通暢。

Part 03

常見症狀 DIY
穴位對症療法

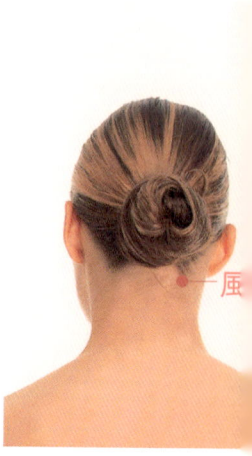

青春痘手部穴位　　青春痘體部穴位 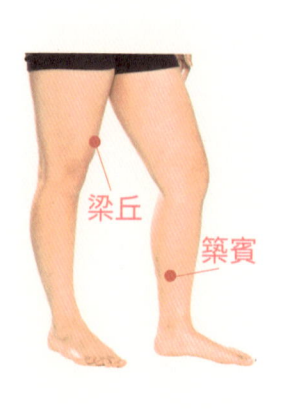　　落枕手部穴位 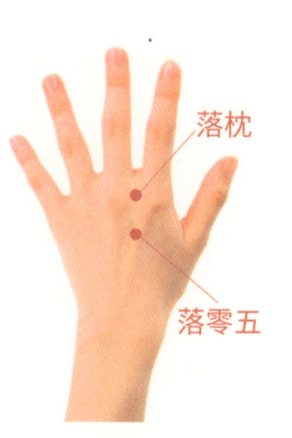　　落枕體部穴位

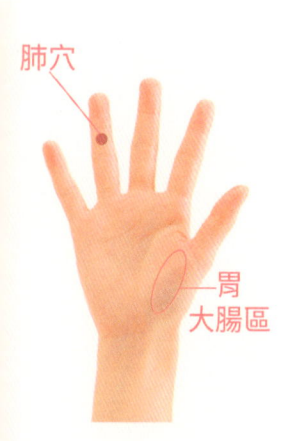

肺穴

胃大腸區

梁丘

築賓

落枕

落零五

本篇針對日常常見的皮膚病（如蕁麻疹、青春痘、汗皰疹、濕疹等）、肌肉骨骼疼痛（如落枕、五十肩、網球肘等），以及眼科問題（如假性近視、針眼）等症狀，提供中醫精準的針對性穴位按摩，搭配手部與體部穴位按壓方式、力道與節奏設定，並提供桑枝、葛根等中藥精準飲食調整方劑，緩解疼痛並改善氣血循環，達到好用又有神效。

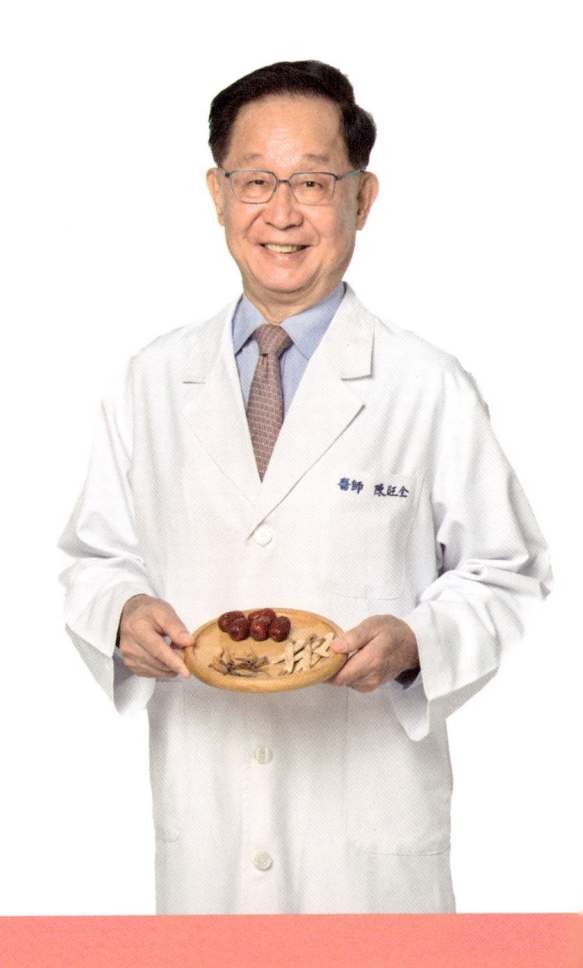

CHAPTER 9　皮膚科

蕁麻疹
疏風養血、清風止癢

　　蕁麻疹是台灣常見皮膚疾病，其病機病因相當複雜，一般認為外來的過敏刺激如昆蟲、植物、環境的誘發，食用魚蝦蟹等海鮮食品甚至精神創傷等心理因素都會導致蕁麻疹的發生，病灶可為身體上的任一部位，發作時皮膚出現形狀、大小不一的疹塊，有劇烈搔癢並帶有灼熱感，這種症狀常是突然出現，數小時後又迅速消除，一天之內可發作數次，慢性者甚至反覆發作數週、數月，搔癢難耐，令人不堪其擾。本病尤以年輕人常見，常於夜間發作。病程遷延愈久，轉變為慢性愈是難以治癒。

　　中醫學認為蕁麻疹主要是風、濕、熱邪蘊於肌膚所致，起因以稟性不耐，風邪乘襲；飲食失宜，復感風邪；或情志不遂，鬱而化火，或寒溫不適，外邪乘入。在治法上以袪風、清熱、袪濕為主。

穴位療法

—手部穴位—

- 力道 **強**
- 節奏 **長**
- 時間 **15**

肺穴　心穴

—體部穴位—

- 力道 **中**
- 節奏 **中**
- 時間 **10**

合谷

血海

CHAPTER 9 皮膚科——蕁麻疹

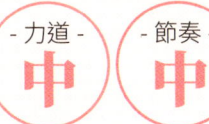

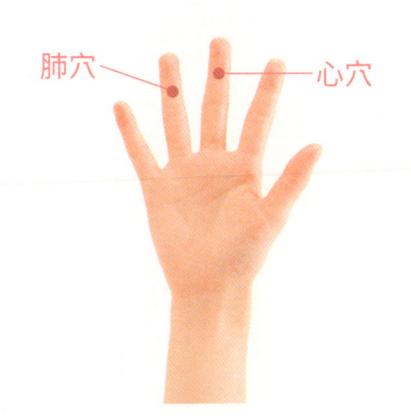

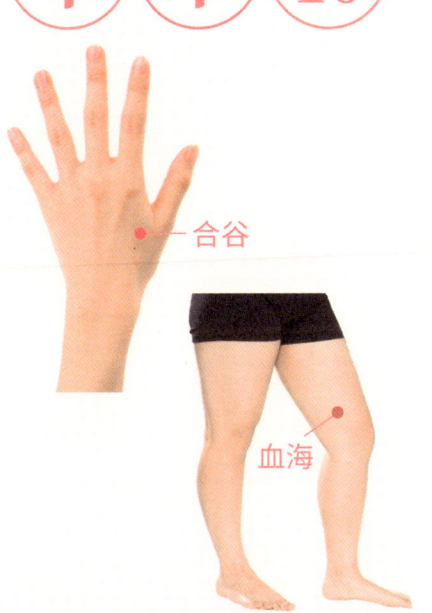

精準療法

1. 地膚子粉9克，以溫開水送服2克，每日三次。
2. 荔枝肉50克，加紅糖5克，以水400cc煎至300cc去渣，三餐飯後各服100cc。

醫師再次叮嚀

◎ 手部穴位刺激要領：力道強-約3公斤；長節奏，刺激9秒，休息9秒；時長15分鐘。
◎ 體部穴位刺激要領：力道中-約2公斤；中節奏，刺激6秒，休息6秒；時長10分鐘。
◎ 足夠的睡眠與適量的運動，可調節身體免疫抗病能力。

痱子

清熱解毒、利濕祛暑

夏季高溫潮濕，許多人，尤其是兒童特別容易全身長滿痱子，搔癢難耐。如不及時治療，因搔癢而抓破皮膚引起繼發性感染，會形成膿腫，甚至感染為蜂窩性組織炎。

痱子是由於出汗過多不能及時蒸發，皮膚被汗液長時間浸潤；或因皮膚不乾淨，油脂污垢堵塞汗腺孔，汗液排泄不順暢所致。痱子的發作大多是突然的，一開始皮膚發紅，繼而在皮膚汗腺孔處出現針頭大小密集的紅疹，局部皮膚會有灼熱感及刺痛感，搔癢更是難以忍受。一般持續時間約在一週至兩週，狀況輕者可自行消退，但常因氣候因素，消退不久而又復發。

中醫文獻對痱子有「痱」、「痱瘡」、「汗疹」、「夏日沸爛瘡」等記載。並認為其病機為：「盛夏之月，人膚腠開，易傷風熱。風熱毒氣，搏於皮膚，則生沸瘡……」；明代《外科正宗》詳細描述痱子的臨床症狀：「痤痱者，密如撒粟，尖如芒刺，癢痛非常，渾身草刺。此因熱體見風，毛竅所閉……」，一般用解毒清熱藥能有不錯的療效。

穴位療法

—手部穴位—

- 力道 **中**
- 節奏 **中**
- 時間 **10**

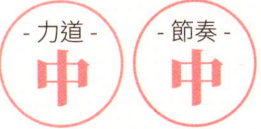

肺穴
合谷

—體部穴位—

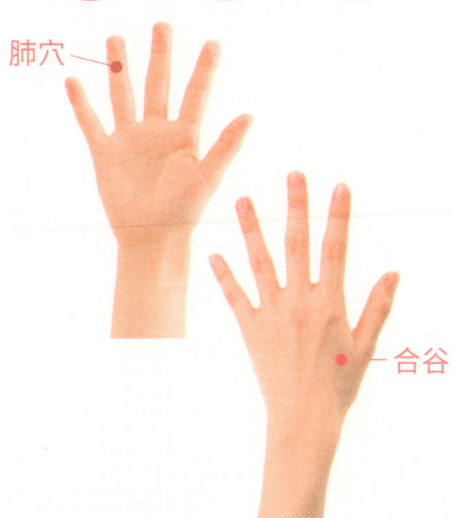

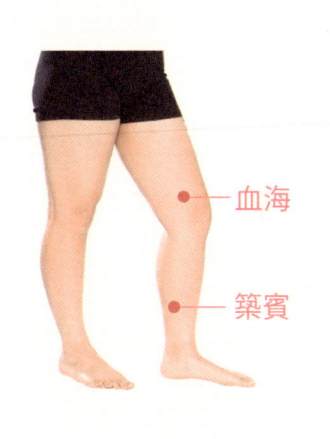

- 力道 **中**
- 節奏 **中**
- 時間 **10**

血海
築賓

CHAPTER 9　皮膚科——痱子

精準療法

1. 連翹 10 克，以水 500cc 煎成 300cc，去渣代茶飲用。
2. 大青葉 10 克，以水 500cc 煎成 300cc，去渣代茶飲用。

醫師再次叮嚀

◎ 手部暨體部穴位刺激要領：力道中 - 約 2 公斤；中節奏，刺激 6 秒，休息 6 秒；時長 10 分鐘。
◎ 應保持皮膚的清潔及乾燥，貼身衣物盡量選擇透氣吸汗的棉料製品。
◎ 辛辣刺激、調味重的食物、茶、酒、燒烤煎炸醃製品應盡量避免，應多吃維生素豐富之蔬果。

汗皰疹、濕疹

清熱利濕、養血潤燥

　　汗皰疹、濕疹是夏季常見的皮膚疾病。此症多在溽夏時節發病，秋冬之際，常能自癒或緩解。但病程較久，並容易反覆發病，藕斷絲連，令人不堪其擾。皮膚受損的部位通常發生在對稱手掌、手指側面、指端，偶爾會發生在手臂或腳底。病灶初起為細小水泡，大如粟米，小如針尖，由於手掌的角質層甚厚，有的不甚突出，有些形狀如半球面隆起，皰液清澈，表面光亮，伴有劇癢。水皰可孤立散佈，也會集簇成群。水皰破潰會有刺痛感，也容易感染化膿。西醫認為此症是屬於接觸性皮膚炎的一種。

　　中醫將汗皰濕疹歸入**「螞蟻窩」**的證型，《瘍病大全・螞蟻窩》記載：「螞蟻窩……多生手足，形似蟻窩，儼如針眼，奇癢入心，破流脂水……」中醫認為此症病因在於過食肥甘厚味、油膩刺激之食物。或因思慮過度，勞傷心脾而使脾轉輸異常，濕邪內蘊，復受暑濕侵擾，內外合邪，不得透達疏泄，蘊蒸體膚，發於掌趾，因而致病。伴隨症狀會有腹脹納差、大便不調、小便短赤，常見舌苔紅膩。中醫在辨證上以清熱利濕、健脾助

穴位療法

—手部穴位—

- 力道 **強**
- 節奏 **長**
- 時間 **15**

—體部穴位—

- 力道 **強**
- 節奏 **長**
- 時間 **15**

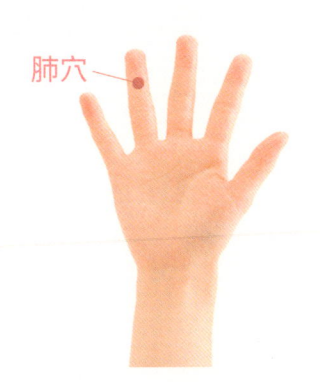

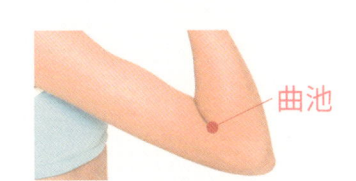

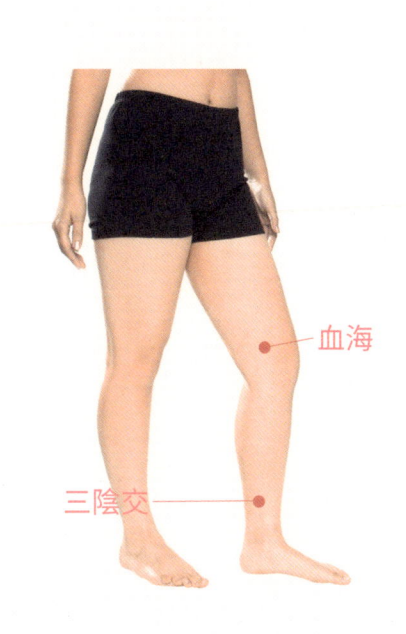

手部穴位：肺穴、曲池

體部穴位：血海、三陰交

CHAPTER 9 皮膚科——汗皰疹、濕疹

精準療法

1. 白蘚皮10克，以水500cc煎成300cc，去渣代茶飲用。
2. 蒲公英10克，以水500cc煎成300cc，去渣代茶飲用。

醫師再次叮嚀

◎ 手部暨體部穴位刺激要領：力道強-約3公斤；長節奏，刺激9秒，休息9秒；時長15分鐘。
◎ 應忌食菸酒辛辣食物、海鮮及發酵物。
◎ 避免情緒過度起伏，保持充足的睡眠及適量的運動。
◎ 患處要注意避免碰觸強鹼性的清潔劑及肥皂。

青春痘

清熱涼血、祛瘀通經

青春痘是年輕人常見的炎症性皮膚病。其產生主要是由於青春期內分泌的改變，皮脂腺分泌功能旺盛，使皮脂分泌過多或排泄不暢，皮脂瘀積堵塞毛囊口，一般而言好發於面部、鎖骨至胸部及背部。

臨床表現為皮脂分泌過多，毛囊孔擴大，隨著毛囊口被皮脂堵塞，形成圓錐形突起的小丘疹，可擠出像豆腐這一樣的皮脂。皮脂在毛囊口經空氣氧化及外來懸浮物污染而形成黑頭粉刺。有時因繼發感染，形成中心化膿，外圍繞以紅暈、高出皮膚表面的小膿皰，數量多者，除了不美觀外，更容易因此引起大規模的皮膚感染，不可不慎。臨床門診當中尤以肝功能異常、消化功能障礙、便秘、月經來潮前、失眠、肺胃溼熱有外感等類型為最常見，若都能即時給予適當的處置，即能獲得明顯的改善。

中醫認為青春痘是因肺熱薰蒸，血熱鬱滯肌膚，或過食油膩辛辣食物，脾胃積熱生濕，外犯皮膚所致。治法上宜涼血清肺熱。

穴位療法

―手部穴位―

- 力道 - **弱**
- 節奏 - **短**
- 時間 - **5**

標示：肺穴、胃脾大腸區

―體部穴位―

- 力道 - **強**
- 節奏 - **長**
- 時間 - **15**

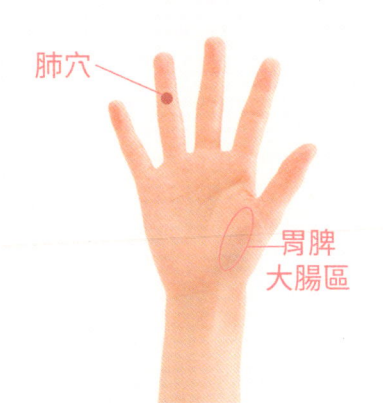

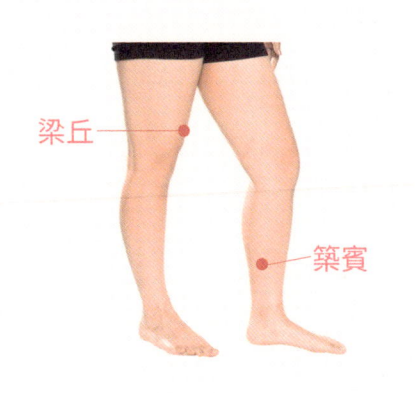

標示：梁丘、築賓

CHAPTER 9 皮膚科 ― 青春痘

精準療法

1. 紫草 10 克，以水 500cc 煎成 300cc，去渣代茶飲用。
2. 白花蛇舌草 10 克，以水 500cc 煎成 300cc，去渣代茶飲用。

醫師再次叮嚀

◎ 手部穴位刺激要領：力道弱-約1公斤；短節奏，刺激3秒，休息3秒；時長5分鐘。
◎ 體部穴位刺激要領：力道強-約3公斤；長節奏，刺激9秒，休息9秒；時長15分鐘。
◎ 皮膚細胞的新陳代謝在晚上十點至凌晨兩點最為旺盛。所以要避免晚睡，盡量於十一點前就寢。
◎ 保持清潔衛生，勤洗患處，避免皮脂的瘀積。

牛皮癬

活血疏風、清熱解毒

　　牛皮癬（又稱銀屑病）是一種慢性皮膚疾病，常發於頭皮、臉部及四肢處，也可在全身廣泛性發作。其臨床上的特徵是出現鱗狀表皮和發炎現象。鱗狀表皮的成因，是由於外層表皮細胞的再生速度較正常速度快上許多，因而堆積在表皮上。一塊一塊的紅色硬皮上面，覆蓋著銀白色的鱗屑。這些紅色硬皮有時又稱為「斑塊」，一般都會發癢和灼痛，關節處的皮膚還會龜裂。通常症狀會在冬季加重，夏季減輕。近來研究牛皮癬的病因發現，牛皮癬可能是自體免疫系統的疾病。遺傳是罹患此症的主要原因。一般而言，牛皮癬發病於各年齡層。但仍以成年人居多。西醫在治療牛皮癬常用的藥物多為皮質類固醇等局部塗抹的藥物，但療程一長，患部容易產生抗藥性，必須視患部的變化而調整用藥。

　　中醫將現代醫學所稱的「**牛皮癬**」（銀屑病）歸入「乾癬」之範疇，或稱「**馬皮癬**」、「**銀線癬**」等。並認為此症多由於情志內傷，飲食失節，過食腥辣食物，而導致脾胃失和，內有蘊熱，外受風熱毒邪所致。若反覆發作，陰血被耗，肌膚失去濡養，氣血失和，邪熱凝滯於皮膚。治則宜祛風、軟堅、養血、活血。

穴位療法

—手部穴位—

- 力道 - **強**
- 節奏 - **長**
- 時間 - **15**

商陽
合谷

—體部穴位—

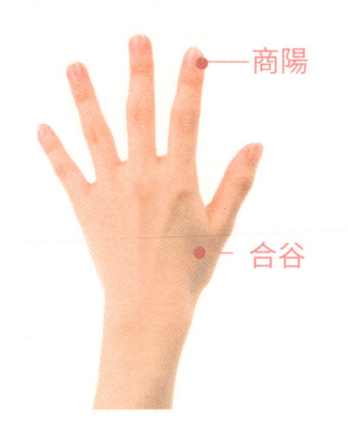

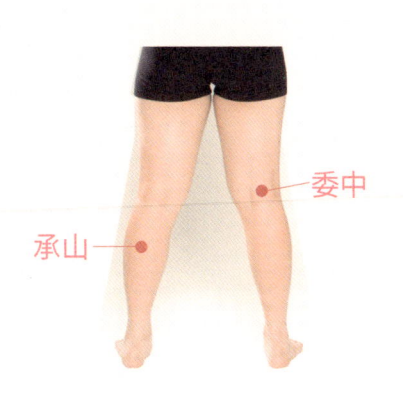

- 力道 - **中**
- 節奏 - **中**
- 時間 - **10**

委中
承山

CHAPTER 9 皮膚科 — 牛皮癬

精準療法

1. 烏梅 20 克，以水 300cc 煎至 200cc，去渣代茶飲，於平時服用。
2. 土茯苓 10 克，以水 300cc 煎至 150cc，去渣代茶飲，於皮膚搔癢時服用。
3. 白花蛇舌草 15 克，以水 300cc 煎至 150cc，去渣代茶飲，於皮膚紅而鱗屑多時服用。

╱ 醫師再次叮嚀 ╲

◎ 手部穴位刺激要領：力道強 - 約 3 公斤；長節奏，刺激 9 秒，休息 9 秒；時長 15 分鐘。

◎ 體部穴位刺激要領：力道中 - 約 2 公斤；中節奏，刺激 6 秒，休息 6 秒；時長 10 分鐘。

◎ 情緒的起伏與本症的發病有重要的關聯，因此應控制煩惱緊張的情緒，保持樂觀愉悅的態度。

脂漏性皮膚炎（脫髮）

清熱化瘀、祛風除濕

　　脂漏性脫髮，是一種慢性皮膚炎，男性之青壯年最易好發，少數女性亦會罹患。其發病原因多由神經系統及內分泌系統功能障礙、細菌的急慢性感染或維生素B缺乏而引起皮脂分泌過多所致。由於我國地處亞熱帶，氣候炎熱潮濕，且國人飲食習慣又偏好油膩辛辣，或因思慮過度、壓力過大。脂漏性脫髮在台灣十分常見，但許多患者未能辨別禿髮之原因，貿然以「雄性禿」的成藥治療，進而導致「禿者愈禿」、「童山濯濯」的窘境，實為遺憾。

　　脂漏性脫髮常發於皮脂較多的部位，如頭皮、額頭等，嚴重者會從頭部向下蔓延。在臨床症狀初期頭皮會油光發亮，頭髮乾燥無澤，並有乾性型脫屑，影響會擴及整個頭皮且會不斷產生乾燥多脂的小鱗屑，易於脫落，脫後又生，脫屑後的皮膚有輕度潮紅，髮際升高後移，久而形成頂禿，此即為脂漏性脫髮。中醫將脂漏性脫髮歸入「油風」、「油禿」、「蛀髮癬」等範疇，清代《外科證治全書・蛀髮癬》便記載：「蛀髮癬，頭上漸生禿斑，久則暈開，乾枯作癢。由陰虛熱盛，剃頭時風邪襲入孔腠，搏聚不散，血氣不潮而成」，在治法上認為宜清熱祛濕，健脾生髮。

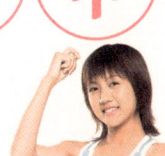

穴位療法

—手部穴位—

- 力道 - 中
- 節奏 - 中
- 時間 - 10

肺穴
肝穴

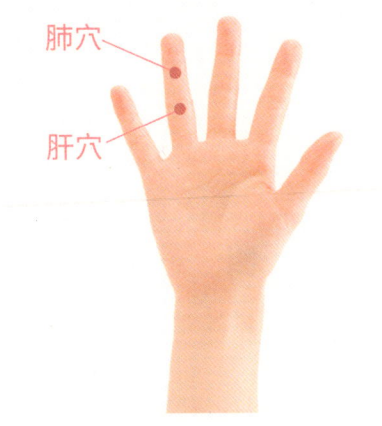

—體部穴位—

- 力道 - 中
- 節奏 - 中
- 時間 - 10

曲池
百蟲窩

CHAPTER 9 皮膚科——脂漏性皮膚炎（脫髮）

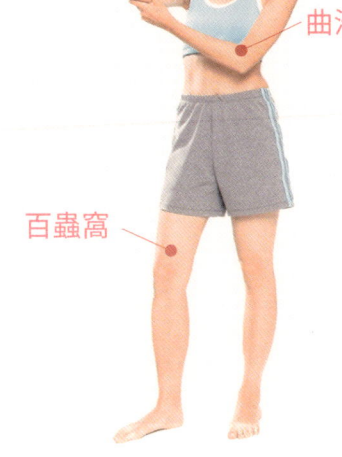

精準療法

1. 土茯苓 10 克，以水 500cc 煎成 300cc，去渣代茶飲用。
2. 地膚子 10 克，以水 500cc 煎成 300cc，去渣代茶飲用。

醫師再次叮嚀

◎ 手部暨體部穴位刺激要領：力道中 - 約 2 公斤；中節奏，刺激 6 秒，休息 6 秒；時長 10 分鐘。

◎ 飲食對身體皮脂的分泌有絕對直接的影響。減少食用辛辣油膩之食品，如高脂肪製品、甜品、菸酒等，飲食調味宜清淡，多吃新鮮蔬果。

◎ 安排合理的生活作息，充足的睡眠休息對體內油脂分泌亦有減緩的作用。

◎ 保持頭皮的清潔，以洗髮精清洗應注意用量，並應以清水沖洗乾淨，以免化學成分造成頭皮毛囊的傷害。

CHAPTER 10　肌肉骨骼系統

類風濕性關節炎
和血祛風、散寒除濕

　　類風濕性關節炎是一種以多關節炎為主要表現的全身自身免疫性疾病。滑膜炎反覆發作導致關節全部組織破壞，功能障礙。本病突出的臨床表現是呈對稱的多發性關節炎，特別以手足指、趾、腕、踝等小關節最易受累。早期或急性期發病關節呈紅、腫、熱、痛和運動障礙，晚期則關節強直或畸形，並有骨與骨骼萎縮。

　　中醫認為，類風濕性關節炎的病因與人體氣血、陰陽、臟腑虧損、風、寒、濕、熱之邪外侵，以及瘀血、痰濕糾結有關。治法上宜祛風勝濕，散寒止痛。

穴位療法

—手部穴位—

- 力道 - **強**
- 節奏 - **長**
- 時間 - **15**

—體部穴位—

- 力道 - **中**
- 節奏 - **中**
- 時間 - **10**

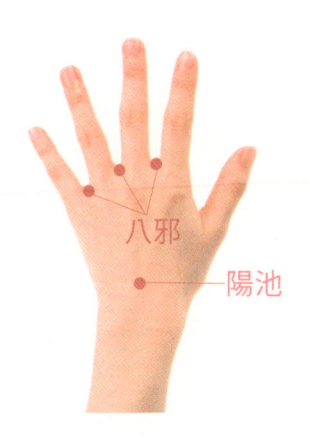

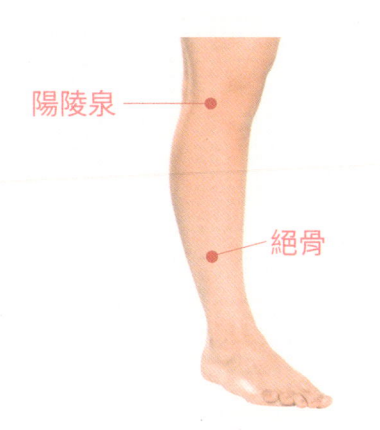

手部穴位：八邪、陽池

體部穴位：陽陵泉、絕骨

CHAPTER 10　肌肉骨骼系統——類風濕性關節炎

精準療法

1. 刺五加10克，以水500cc煎成300cc，去渣代茶飲用。
2. 骨碎補15克，以水500cc煎成300cc，去渣代茶飲用。

醫師再次叮嚀

◎ 手部穴位刺激要領：力道強-約3公斤；長節奏，刺激9秒，休息9秒；時長15分鐘。

◎ 體部穴位刺激要領：力道中-約2公斤；中節奏，刺激6秒，休息6秒；時長10分鐘。

◎ 起居預防寒冷以及過高的濕度。

◎ 飲食上，不吃魚蝦海鮮等易引起發病的食物。

◎ 在類風濕急性發作時，要臥床休息；緩解期，要適當活動以調節體質。

落枕

和血通絡、袪風舒筋

　　約八、九成的人都曾經有過睡醒落枕的經驗,一般起因多由睡眠中頸部偏離枕頭,或者姿勢不良引起頸椎周圍組織發炎、頸部肌肉緊張,或頸部過於疲勞,使得頸部呈現僵硬狀態。落枕又稱頸肌痛,為僧帽肌及胸鎖乳突肌發生疼痛。患者頭會傾向患側以減輕疼痛,故又名斜頸。其病因主要為體質衰弱或感冒、過度活動、外傷等常於早晨起床時發覺。主要症狀為肌肉疼痛,可能為一個點或一區,外觀無變化或可見輕微腫脹、患部固定無遊走性。患部肌肉於受壓迫或運動時因肌肉緊張收縮使疼痛加劇,癒後容易復發。

　　項強是指頸部連接背部的筋脈肌肉強直不能前俯後仰及左右運動等,在中醫古籍《素問・至真要大論》便說:「諸痙項強,皆屬於濕。」,即點出此症的病因在「濕」。體內素有寒濕外邪停留,體位不正風寒所引起肌肉痙攣的狀態即為落枕。風、寒、濕三種邪氣,入侵太陽及足少陽兩條經絡。治法宜散風通絡。

穴位療法

—手部穴位—

- 力道 **強**
- 節奏 **長**
- 時間 **15**

落枕
落零五

—體部穴位—

- 力道 **強**
- 節奏 **長**
- 時間 **15**

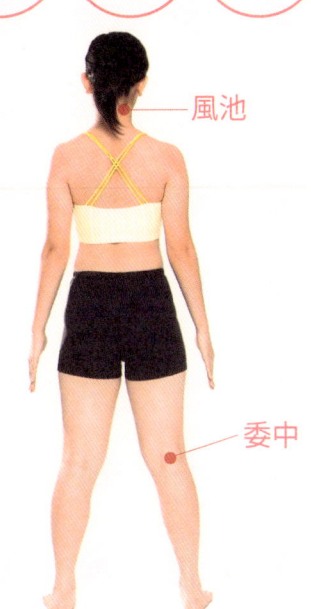

風池
委中

CHAPTER 10 肌肉骨骼系統——落枕

精準療法

1. 骨碎補 10 克，以水 500cc 煎成 300cc，去渣代茶飲用。
2. 葛根 10 克，以水 500cc 煎成 300cc，去渣代茶飲用。

醫師再次叮嚀

◎ 手部暨體部穴位刺激要領：力道強 - 約 3 公斤；長節奏，刺激 9 秒，休息 9 秒；時長 15 分鐘。

◎ 盥洗時，可用溫水沖洗患部數分鐘，配合穴位按摩效果更佳。

◎ 平時不要讓頸部維持同一姿勢太久，如仰視或俯視（如上班族長時間打電腦等），否則很容易讓脖子的肌肉拉傷，而且要時常轉動頸部活動肌肉。

肩周炎（五十肩）

溫經活血、強筋健骨

　　肩周炎,是肩關節周圍炎的簡稱,又稱「露肩風」或「五十肩」、「老年肩」等。一般多屬中老年人好發之疾病,女性患病比率又高於男性,其病因是肩關節囊及周圍韌帶、肌腱及滑囊的退行性關節變化和慢性非特異性炎症。臨床病徵為肩部疼痛、持續加重,可向頸部、肩胛、前臂及手部放射,肩部功能障礙,活動能力受限,夜間疼痛尤其嚴重,病重期,甚至影響簡單的日常生活動作,如拿筷、穿脫衣服等,晚期亦會出現肌肉萎縮。

　　此症中醫學歸入**「痺症」**之範疇,並認為其病機可分內、外因導致,外因主要由風、寒、濕三邪雜合為病,阻於經絡而致氣血阻滯,不通則痛;內因則因肝腎不足,氣血漸虧,加上長期勞損,肩部受涼、寒凝筋膜所致。

穴位療法

—手部穴位—

- 力道 **強**
- 節奏 **長**
- 時間 **15**

標示：頸項點、腕骨

—體部穴位—

- 力道 **強**
- 節奏 **長**
- 時間 **15**

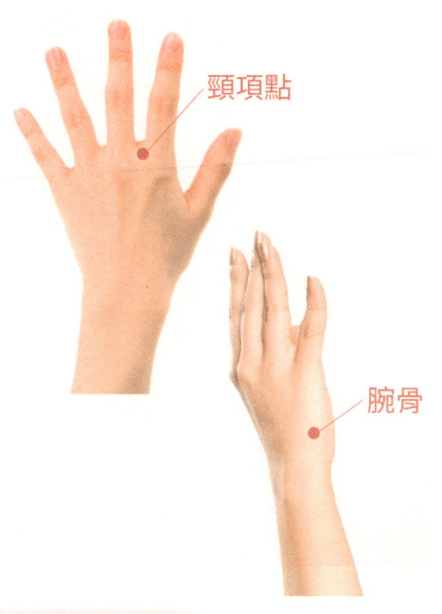

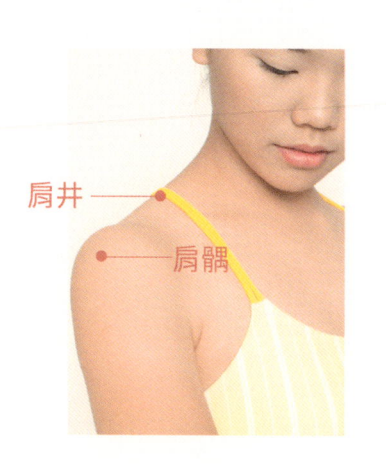

標示：肩井、肩髃

CHAPTER 10 肌肉骨骼系統——肩周炎（五十肩）

精準療法

1. 羌活 10 克，以水 500cc 煎成 300cc，去渣代茶飲用。
2. 桑枝 10 克，以水 500cc 煎成 300cc，去渣代茶飲用。

醫師再次叮嚀

◎ 手部暨體部穴位刺激要領：力道強 - 約 3 公斤；長節奏，刺激 9 秒，休息 9 秒；時長 15 分鐘。
◎ 在平時保養上，有五十肩的患者及進入中老年期的朋友都要注意肩部的適量活動。
◎ 注意肩部的保溫以及避免過度的用力、提拿重物。
◎ 要多攝取鈣質豐富的食品來防止關節退化。

網球肘

和血通絡、疏筋止痛

　　網球肘是指肘關節外側所發生的無菌性炎症,病因多由於前臂旋轉用力不當,以致引起前臂伸腕肌群及肘關節的扭傷、發炎、疼痛。臨床上為肘關節外側痠痛無力,疼痛可擴散至前臂或肩背。用力握拳並前臂旋轉(如擰毛巾的動作),痠痛會更加嚴重,一般而言局部的腫脹並不明顯,但在肱骨外上髁附近會有壓痛,而關節活動正常。西醫認為網球肘的發生原因可能是手腕用力過度、打網球、作家事等長期動作。治療上多給予消炎止痛藥或類固醇藥物。

　　本症屬中醫學「**漏肩風**」、「**筋痹**」等範疇。中醫學並認為此症的病因在於肘腕長期操勞、勞傷筋脈、氣血失養。或因風寒乘虛侵襲肘部、經筋、脈絡失和所致。治法以驅風散寒、活血化瘀為主。

穴位療法

－手部穴位－

- 力道 **中**
- 節奏 **中**
- 時間 **10**

陽池
手三里

－體部穴位－

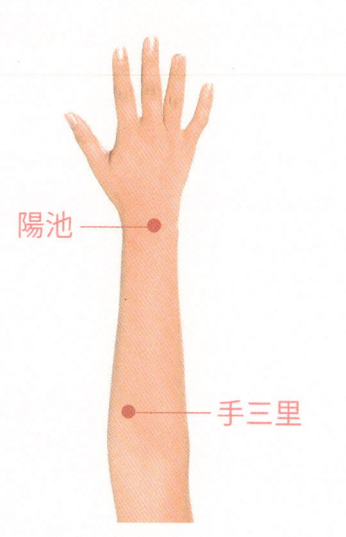

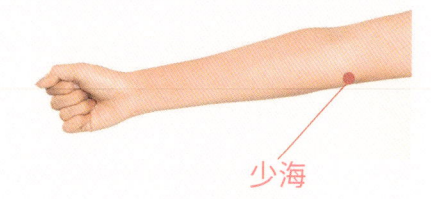

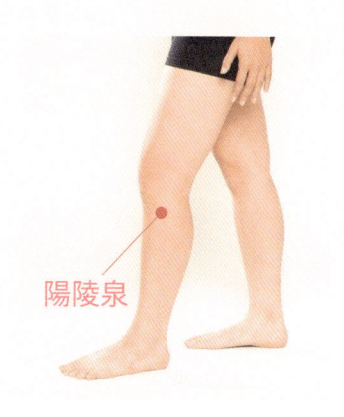

- 力道 **中**
- 節奏 **中**
- 時間 **10**

少海
陽陵泉

CHAPTER 10　肌肉骨骼系統——網球肘

精準療法

1. 桑枝 10 克，以水 500cc 煎成 300cc，去渣代茶飲用。
2. 雞血藤 10 克，以水 500cc 煎成 300cc，去渣代茶飲用。

醫師再次叮嚀

◎ 手部暨體部穴位刺激要領：力道中 - 約 2 公斤；中節奏，刺激 6 秒，休息 6 秒；時長 10 分鐘。
◎ 應戴護肘繃帶保護，並充分休息。
◎ 不宜提重物，或過度劇烈運動。
◎ 不宜吃冰冷之食物。

腰背痠痛

益腎強腰、舒經活血

　　腰背痠痛的病因相當廣泛，腰酸背痛本身是一種病，但也可能是因為其他疾病或因素引起的一種症狀。前者發生的原因通常是脊椎部分的相關組織受損引起的，後者則可能是姿勢不良、壓力大的精神因素所導致的。此外，缺乏運動、體重過重、運動傷害、睡坐太軟的床墊及沙發、感染性脊椎炎或腫瘤等因素，也會引起腰背不舒服的問題。

　　腰酸背痛常見的發生原因，外傷可因於搬重不當使力，產生急性扭拉傷；或因久坐，引起慢性肌肉勞損。內傷乃因熬夜消耗元氣、動腦過度勞傷心脾，使得體內氣血循環紊亂，最後導致腎氣不足而引起腰背痠痛。治法以溫陽止痛、活血化瘀為主。

穴位療法

—手部穴位—

- 力道 - 中
- 節奏 - 中
- 時間 - 10

腰三穴　腰一穴

—體部穴位—

- 力道 - 強
- 節奏 - 長
- 時間 - 15

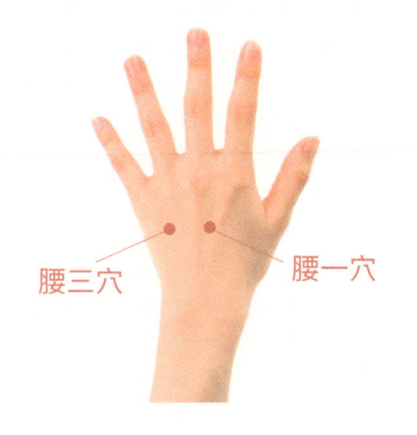

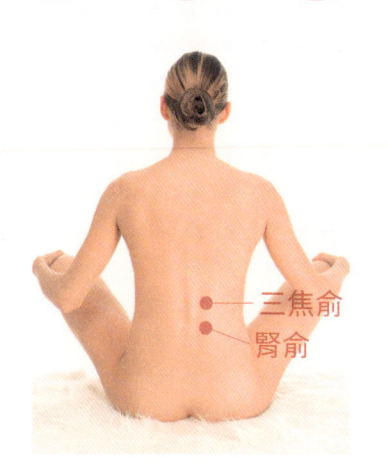

三焦俞
腎俞

CHAPTER 10 肌肉骨骼系統——腰背痠痛

精準療法

1. 鹿角霜9克，每日三次，每次服3克，以溫水服下。
2. 蘇木9克，米酒30克，加水50cc燉服，每日分兩次服用。

醫師再次叮嚀

◎ 手部穴位刺激要領：力道中-約2公斤；中節奏，刺激6秒，休息6秒；時長10分鐘。

◎ 體部穴位刺激要領：力道強-約3公斤；長節奏，刺激9秒，休息9秒；時長15分鐘。

◎ 養成良好姿勢，避免久坐或久站，並要選擇符合人體功學的寢具及椅子，在提拿重物時更要注意避免站直彎腰提重物。

◎ 飲食宜清淡，對遇冷則腰酸者，應少吃寒涼性瓜類食物。

足跟痛

益腎填精、通絡行瘀

足跟痛指的是足跟部蹠側疼痛。其發生的原因多數是常年長久行走和站立，足跟部跟骨外被蓋肌肉薄，肌肉外的蹠筋膜長期受牽引摩擦，造成該部位疏筋膜及軟組織的慢性炎症。有時也因跟骨結節骨質增生或跟骨骨刺，每當足跟活動時就會疼痛。

中醫學認為肝腎不足及長期慢性勞損是足跟痛的主要病因。《內經》說：「肝主筋、腎主骨。」筋又能束骨，維持關節的活動度，骨能張筋生髓，為人體的支架。筋的靈活有力，骨的生長發育，均賴肝血腎精的滋養和推動。所以肝腎充盈，則筋骨勁強，關節滑利，運動靈活。但人體到中年之後，肝血腎精漸虧，氣血不足，致使筋骨失養，形體疲極，或兼遭受風寒濕邪內侵，組織變性，便易發此症。或因長期的姿勢不良，過度負重用力，更兼氣血不和，經脈受阻，致使筋骨失養更甚，傷及筋骨，嚴重者反累及肝腎，而使病變加重。治法上宜補益肝腎、溫經散寒。

穴位療法

—手部穴位—

- 力道 - 中
- 節奏 - 中
- 時間 - 10

—體部穴位—

- 力道 - 中
- 節奏 - 中
- 時間 - 10

足腿區

腰三穴

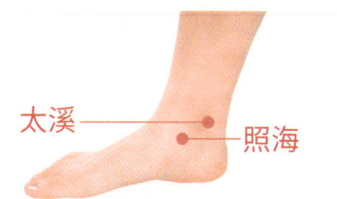

太溪　照海

CHAPTER 10 肌肉骨骼系統——**足跟痛**

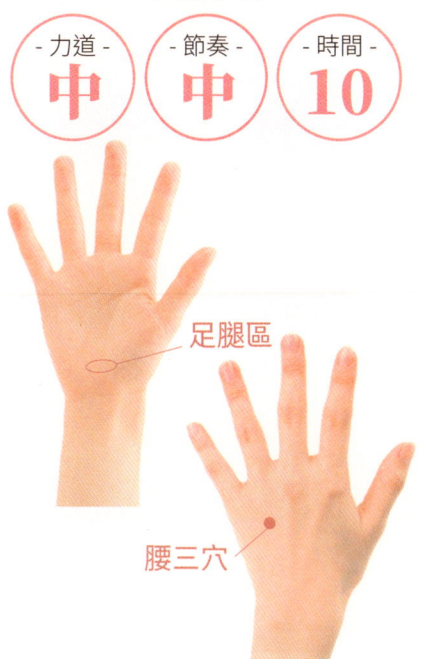

精準療法

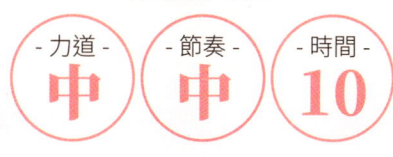

1. 補骨脂10克，以水500cc煎成300cc，去渣代茶飲用。
2. 吳茱萸10克，以水500cc煎成300cc，去渣代茶飲用。

醫師再次叮嚀

◎ 手部暨體部穴位刺激要領：力道中 - 約2公斤；中節奏，刺激6秒，休息6秒；時長10分鐘。
◎ 配合穴位按摩，每日以溫水泡足跟20分鐘至半小時。
◎ 運動需穿軟底或厚鞋墊，減少擠壓。女性應減少穿高跟鞋。

CHAPTER 11　眼科

假性近視
補益氣血、滋補肝腎

　　我們眼睛的構造在看近物時，睫狀肌會收縮（近物指5公尺內），而睫狀肌長期過度收縮，便會使眼軸增長，近視就是由於眼軸較長，遠方的光線在未達到網膜之前已經成像，使得近的事物看得清楚，而遠方的東西看起來就模糊不清。已形成眼軸增長的軸狀近視，除了配戴眼鏡矯正及雷射手術外，別無他法。而假性近視是由於晶狀體和睫狀體肌的調節功能衰退，只要調節功能恢復，便可以恢復正常的視力狀況，不再有近視的現象。

　　本症在中醫學上屬「能近怯遠」的範疇。並認為是因陽虛陰盛、肝腎兩虧所引起。《醫宗金鑑》指出「近視清明遠視昏，陽光不足被陰侵……」，治法上宜補益氣血，滋肝養腎。

穴位療法

—手部穴位—

- 力道 **弱**
- 節奏 **短**
- 時間 **5**

—體部穴位—

- 力道 **弱**
- 節奏 **短**
- 時間 **5**

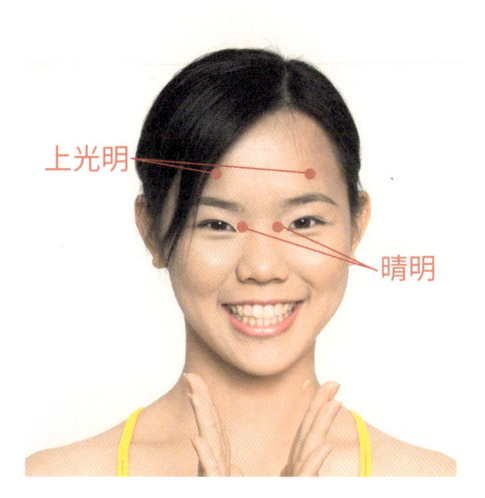

肝穴
二明
上光明
睛明

CHAPTER 11 眼科——假性近視

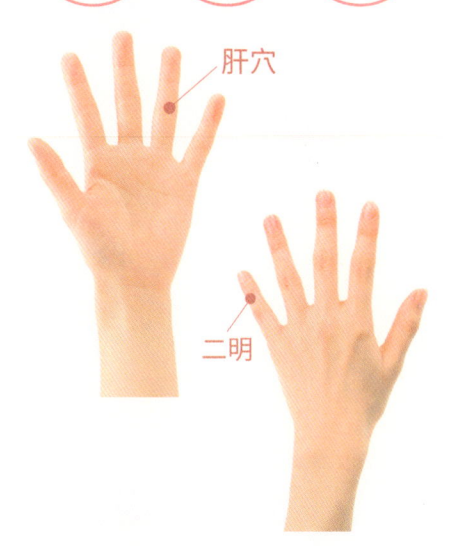

精準療法

1. 枸杞子 10 克,以 500cc 水煮成 240cc,去渣,分三次溫服。
2. 茺蔚子 5 克,以 500cc 水煮成 240cc,去渣,分三次溫服。

醫師再次叮嚀

◎ 手部暨體部穴位刺激要領:力道弱 - 約 1 公斤;短節奏,刺激 3 秒,休息 3 秒;時長 5 分鐘。
◎ 注意保養,養成正確的用眼方法,保持適當距離,閱讀時光線要充足,並有適當的休息(閱讀約 40 分鐘,即凝視遠方 10 分鐘,或閉目休息)。
◎ 多做「眼球轉動運動」及「眼睛穴位體操」,就是按壓上述穴位,早晚各按壓一次。

麥粒腫（針眼）

祛風散熱解毒

麥粒腫是眼瞼組織的一種急性化膿炎症，即是俗稱的「針眼」。其病因多由於金黃色葡萄球菌或鏈球菌感染所致。根據被感染的腺組織不同的部位，有內外之分，如果是睫毛毛囊所屬的皮脂腺發生感染，稱為「外麥粒腫」，若是麥氏腺的感染稱「內麥粒腫」。其病因都是因為皮脂腺或汗腺的開口阻塞，腺液不能暢通，造成細菌的侵入所致。臨床上，麥粒腫初起時會發癢、眼瞼局部呈現水腫和充血現象，有脹痛和壓痛感，並在近眼瞼邊緣可觸到硬結。隨著硬結成熟，積膿溢出，紅腫及疼痛感可迅速消退及減輕。但炎症如由一個腺體組織擴展到其他腺體組織時，則會形成多個膿點，還常伴有畏寒、發熱等全身症狀。嚴重者還有可能引發眼窩蜂窩性組織炎，不容小覷。

中醫將麥粒腫歸入「**土瘍**」的範疇，認為其病因多由於風熱相搏，或過食肥膩辛辣食物，脾胃蘊積而毒熱上攻，氣血瘀滯所致，反覆發作者，多餘熱未清或虛而留邪所致。在治法上根據熱毒的輕重，應以疏風、散熱、解毒的藥物為主。

穴位療法

— 手部穴位 —

- 力道 - **強**
- 節奏 - **長**
- 時間 - **15**

— 體部穴位 —

- 力道 - **強**
- 節奏 - **長**
- 時間 - **15**

手部穴位：商陽、腕骨

體部穴位：絲竹空、印堂

CHAPTER 11　眼科 — 麥粒腫（針眼）

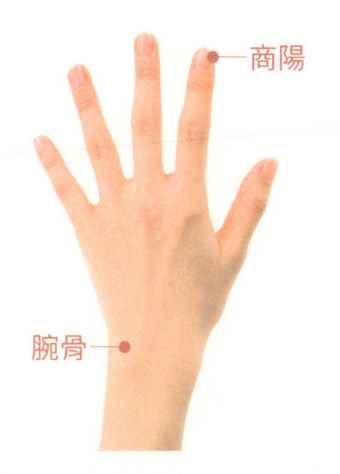

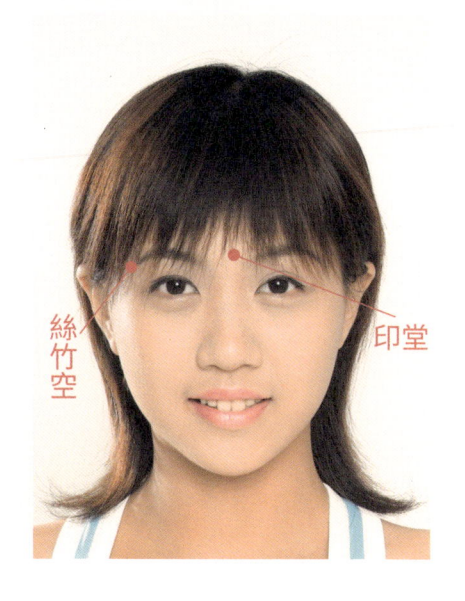

精準療法

1. 蒲公英 10 克，以水 500cc 煎成 300cc，去渣代茶飲用。
2. 草決明 10 克以水 500cc 煎成 300cc，去渣代茶飲用。

醫師再次叮嚀

◎ 手部暨體部穴位刺激要領：力道強 - 約 3 公斤；長節奏，刺激 9 秒，休息 9 秒；時長 15 分鐘。

◎ 充足的睡眠及均衡的營養，有助於體內免疫系統的維持和調節。

◎ 少吃高油脂性的食物，如花生、油炸類食品，補充富含維生素 B 群的食物，如綠色蔬菜、豆類、穀類製品等。

Part 04

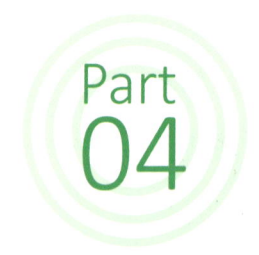

特殊族群 DIY 穴位對症療法

月經不調 手部穴位　　**月經不調** 體部穴位　　**兒童肥胖症** 手部穴位　　**兒童肥胖症** 體部穴位

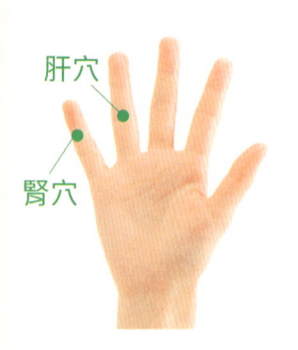

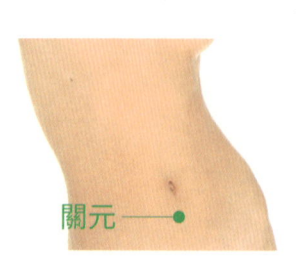

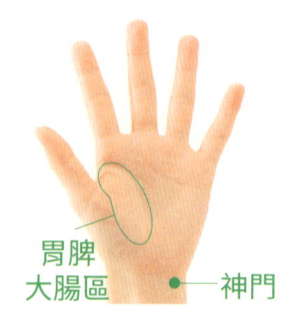

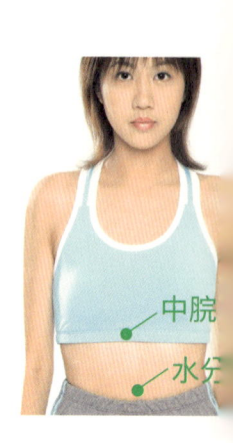

肝穴

腎穴

關元

胃脾
大腸區　　神門

中脘

水分

本篇針對婦女與兒童的常見健康問題，如經前症候群、痛經、更年期障礙、產後乳汁不足，以及小兒夏季熱、夜啼、肥胖、遺尿等，提供中醫理論下的對症調理。書中結合手部與體部穴位按摩、精準中藥飲及日常生活建議，強調內臟機能與情緒、作息、飲食的互動關係。透過疏通經絡、補氣調血的方式，有效改善特殊族群的體質與症狀，達到預防與自我療癒的效果。

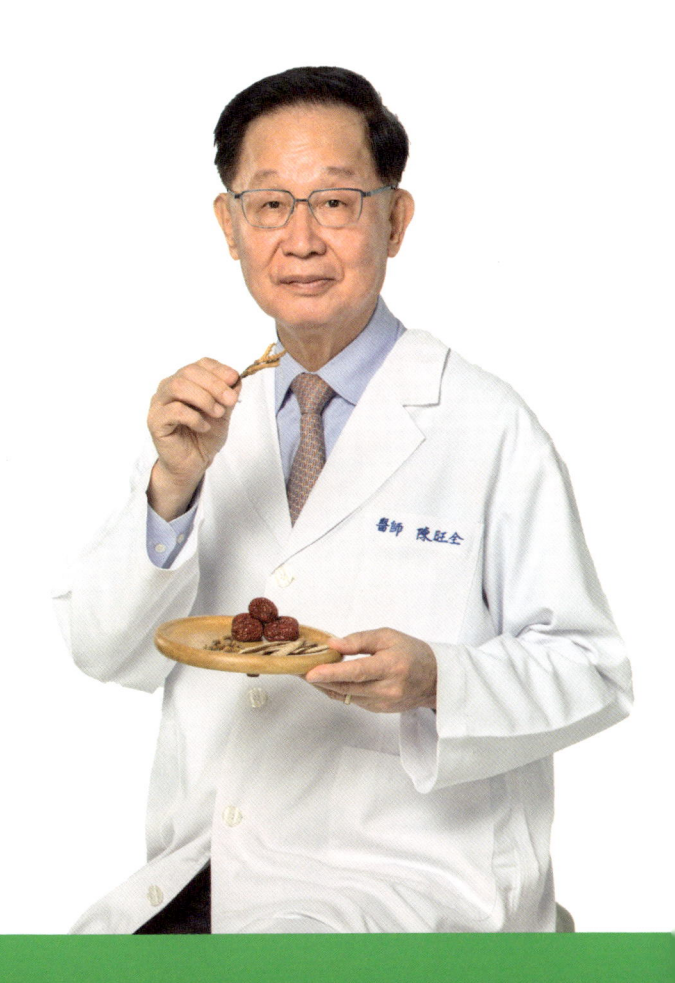

CHAPTER 12 婦科

經前緊張症候群

疏肝理氣、溫腎健脾

　　經前緊張症候群是指月經前一週左右開始出現頭痛、頭暈、倦怠、乳房腫脹、頻尿、皮膚浮腫、胃腸功能紊亂、精神抑鬱等一些症狀，這些症狀在經期結束後也跟著消失，直到下一次經期前，症狀又再出現。現代研究發現，這種症狀可能與月經前期雌激素、黃體素分泌旺盛，以及腎上腺機能亢進有關。

　　中醫並無「經前緊張症候群」，根據臨床的表現，中醫將其歸於「**肝鬱氣滯**」、「**脾腎陽虛**」、「**心脾兩虛**」的範疇。主要都與「肝、脾、腎」三臟為主，其中又以「肝」最為重要。《醫宗金鑑·婦科心法》：「經來寒熱身體痛，當分榮衛與虛實，有汗不脹衛不足，無汗而脹榮有餘。」治則上以疏肝理氣、滋補脾腎為主。

穴位療法

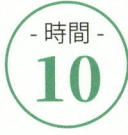

—手部穴位—

- 力道 - **中**
- 節奏 - **中**
- 時間 - **10**

肝穴

神門

—體部穴位—

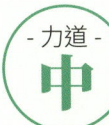

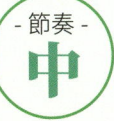

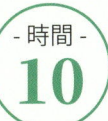

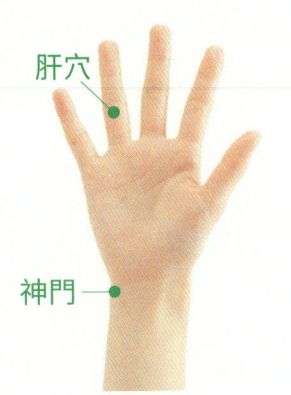

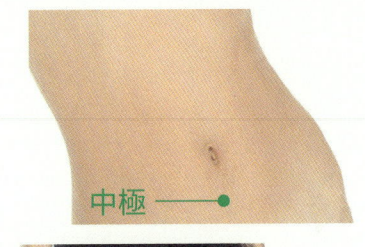

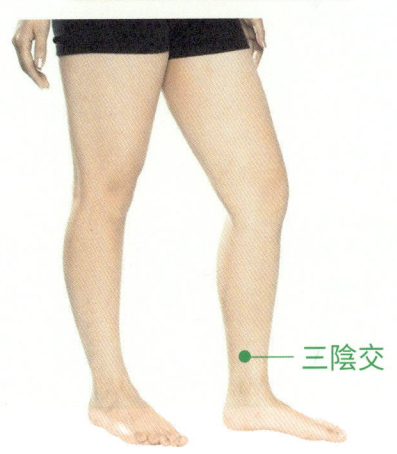

- 力道 - **中**
- 節奏 - **中**
- 時間 - **10**

中極

三陰交

精準療法

1. 益母草10克，以水500cc煎成300cc，去渣代茶飲用。
2. 澤蘭10克，以水500cc煎成300cc，去渣代茶飲用。

醫師再次叮嚀

◎ 手部暨體部穴位刺激要領：力道中 - 約2公斤；中節奏，刺激6秒，休息6秒；時長10分鐘。
◎ 攝取鹽分較少的食物。
◎ 控制水分的飲量，一天約1500cc～2000cc。
◎ 放鬆心情，不要過度緊張。

CHAPTER 12 婦科——經前緊張症候群

月經不調

益氣調血、溫經理氣

月經不調包括月經先期、後期、先後不定期、過多、過少等，其標準是依患者原有的週期、經量來定。正常的月經週期多為25天到30天，經期約5至7天。

在臨床上，量多常與月經先期並見，從症見血熱為多；量少與月經後期並見，症見虛寒為多。月經不調在排除無其他併發疾病（如甲狀腺疾病、糖尿病、子宮肌瘤、子宮內膜增生等皆會引發月經的不正常），多半是因荷爾蒙失調所造成的。一般而言，生活壓力大、作息的不正常都容易使荷爾蒙分泌產生相當的變化而影響經期的正常。

中醫在調經上，認為其致病因素是多方面的。應依寒熱虛實等外在因素及個人精神、飲食、生活起居上分析辨證，在機體正氣不足、氣血失調的情況下，治法上多以去邪扶正，調理肝腎脾功能為主。

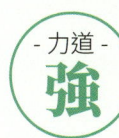

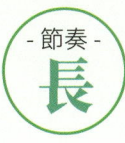

穴位療法

—手部穴位—

- 力道 **強**
- 節奏 **長**
- 時間 **15**

- 肝穴
- 腎穴

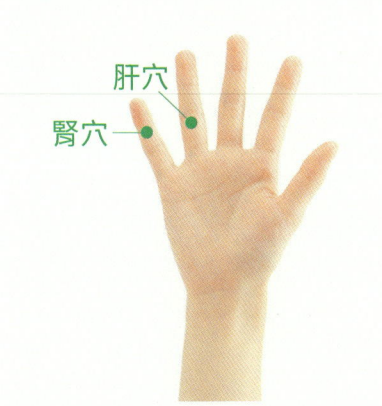

—體部穴位—

- 力道 **強**
- 節奏 **長**
- 時間 **15**

- 關元
- 足三里

CHAPTER 12 婦科——月經不調

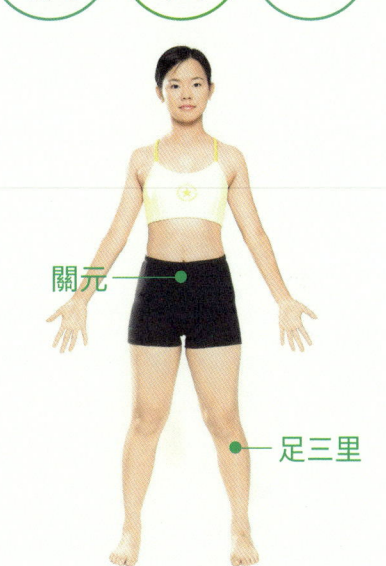

精準療法

1. 丹參粉9克,每日分三次,每次3克,以少量白酒送下。
2. 益母草15克,以水250cc煎成100cc去渣,加紅糖15克,每日分兩次溫服。

醫師再次叮嚀

◎ 手部暨體部穴位刺激要領:力道強-約3公斤;長節奏,刺激9秒,休息9秒;時長15分鐘。
◎ 若有原發性疾病,必須先治療原發性疾病。
◎ 寒性食物及冰品、冷飲等不宜多吃,如各種瓜類等。
◎ 正常的作息與充足睡眠有助於內分泌的分泌正常。
◎ 生理期應避免激烈的運動或長時間的站立。

原發性痛經

理氣活血、調經止痛

　　痛經是指在經期前後或經期中所發生的腹痛或其他不適的感覺。據統計，有百分之七十五的女性都會有程度不一的經痛情形。百分之十五的女性需要以藥物來減輕疼痛的程度。對廣大的婦女朋友無疑是一大痛苦。

　　大部分的痛經患者多屬於從初經來潮就持續存在的「原發性痛經」，其病因應為前列腺素分泌過多，而造成子宮的血管肌肉收縮而成。一般而言，此類患者在經期的第一天最為嚴重，常會影響日常作息，而疼痛的強度會慢慢地減緩，通常不會超過三天。

　　中醫學認為原發性痛經的發生多與情志不舒、肝氣鬱結、氣滯血瘀，造成血氣的不通暢而「不通則痛」所致；或因多食生冷、體質虛寒、氣血虛弱引起。在治法上以理氣活血、化瘀止痛為主。一般來說，原發性痛經以中醫藥來調整體質及穴位按摩，都能有很好的效果。

穴位療法

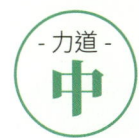

—手部穴位—

- 力道 **中**
- 節奏 **中**
- 時間 **10**

生殖區
少府

—體部穴位—

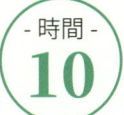

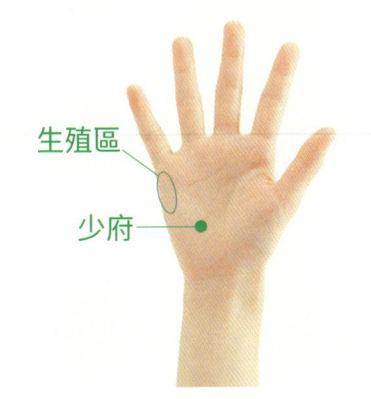

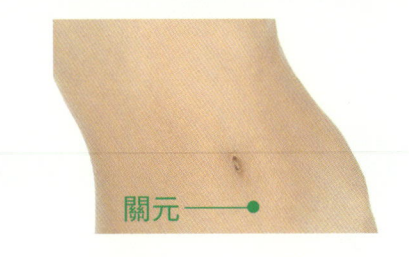

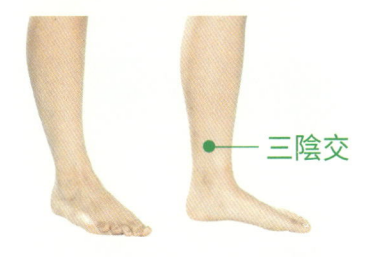

- 力道 **中**
- 節奏 **中**
- 時間 **10**

關元
三陰交

CHAPTER 12

婦科 —— 原發性痛經

精準療法

1. 全當歸 8 克,以 100cc 水煎成 20cc 去渣,每日一次,每天服用。
2. 益母草 30 克,以 400cc 水煎成 200cc 去渣,每日分早晚兩次服用。

醫師再次叮嚀

◎ 手部暨體部穴位刺激要領:力道中 - 約 2 公斤;中節奏,刺激 6 秒,休息 6 秒;時長 10 分鐘。
◎ 經期應注意保暖,避免進食生冷及刺激性食物。
◎ 注意精神調養,避免緊張、焦慮等負面情緒。
◎ 睡眠充足,作息規律正常,攝取均衡的營養。
◎ 適量運動,增強體能。

更年期症狀

滋補腎陰、平肝潛陽

更年期是指婦女在停經前後，所出現的一些生理，甚至精神上不舒服的症狀，常見的症狀有熱潮紅、心悸、盜汗、骨質疏鬆引起的腰酸背痛、皮膚乾燥、精神不集中、憂鬱、失眠、甚至喜怒無常；症狀嚴重者其影響生活作息之鉅，實在令人難以想像。

補充女性賀爾蒙對更年期或停經後的婦女，可改善熱潮紅、盜汗等不適的症狀，但不是每位婦女都能使用女性賀爾蒙來改善更年期症狀：如患有肝病、肝炎、乳癌、子宮內膜癌、子宮內膜異位等的婦女就不適用。

歷代醫家依其臨床症狀的表現輕重不同，將其歸納於中醫學的「**臟燥**」範疇。《內經》中也指出此症為腎精虧虛，機體的陰陽平衡失調所致，其治療應以固腎、調節陰陽，補氣養血，養心安神為主；並要注意心臟、肝臟、脾臟的病變。

穴位療法

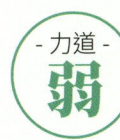

—手部穴位—

- 力道 - **弱**
- 節奏 - **短**
- 時間 - **5**

—體部穴位—

- 力道 - **中**
- 節奏 - **中**
- 時間 - **10**

手部穴位標示：生殖區、心包區

體部穴位標示：血海、三陰交

CHAPTER 12 婦科——更年期症狀

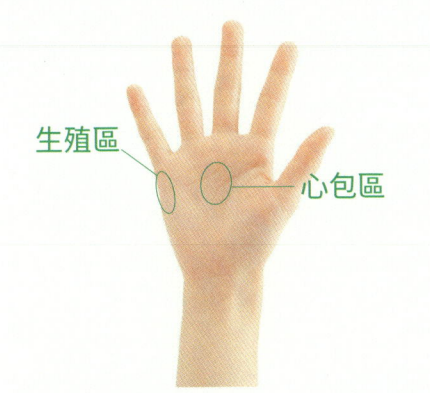

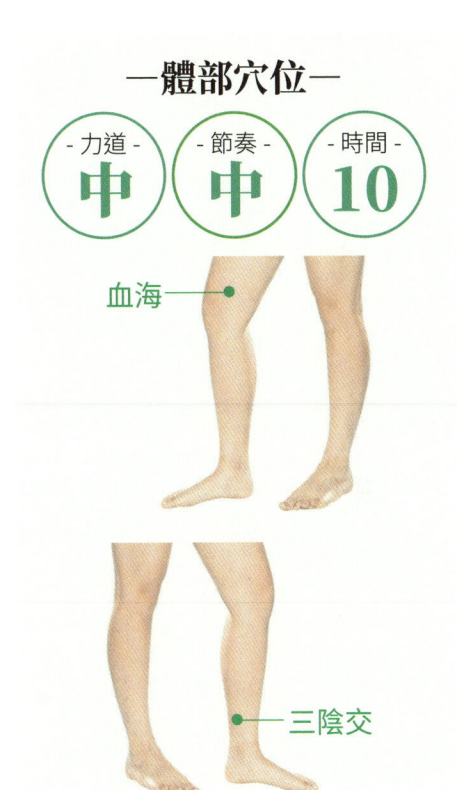

精準療法

1. 大棗 10 枚，白米 1 杯，加水 500c.c 煮粥，每週一次。
2. 百合 15 克，酸棗仁 15 克，以水 400c.c 煎成 200c.c 去渣，每日分二次服用。

醫師再次叮嚀

◎ 手部穴位刺激要領：力道弱-約1公斤；短節奏，刺激3秒，休息3秒；時長5分鐘。

◎ 體部穴位刺激要領：力道中-約2公斤；中節奏，刺激6秒，休息6秒；時長10分鐘。

◎ 可多吃高蛋白及富含維生素和鈣質的食物，例如豆類、乳製品、各類蔬果等。

產後乳汁過少

疏肝解鬱、通絡下乳

　　有概念的媽媽們都知道，給剛出生的小寶寶最好的營養品，就是母乳了。現代醫學也證明，哺育母乳有多種意想不到的優點，像母乳中含多種的營養素，如免疫球蛋白及免疫細胞可以幫助寶寶增強抵抗力，豐富的寡糖有助於寶寶腸內的益菌生長，提高寶寶的消化能力等。

　　吃母乳還能避免敏感體質的寶寶因食用配方奶粉對牛奶蛋白過敏引起腹瀉、細支氣管炎等併發症；對媽媽而言，能促進子宮收縮，減少惡露，甚至能降低罹患乳癌的機率。好處實在不少。

　　造成母乳不足甚至全無的原因有很多，如母親自身的營養不足、情緒抑鬱或過於緊張激動、過度疲勞及哺乳的方式不對，使乳汁不能充分排空都容易造成。中醫學認為此症與氣血的關係極為密切，其症有虛實，虛証因氣機不暢，氣血失調，應補益氣血；實症為肝鬱氣滯，宜疏肝通絡。

穴位療法

—手部穴位—

- 力道 - **強**
- 節奏 - **長**
- 時間 - **15**

健脾區
胸腹區

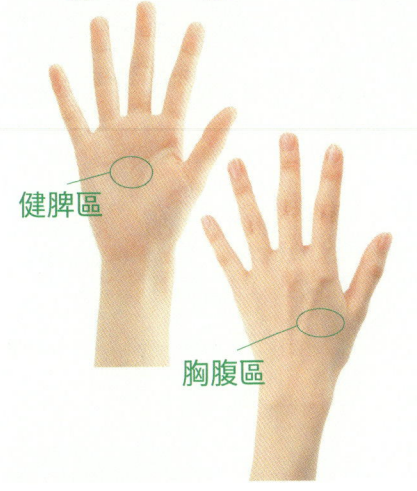

—體部穴位—

- 力道 - **強**
- 節奏 - **長**
- 時間 - **15**

膻中
乳根

CHAPTER 12 婦科——產後乳汁過少

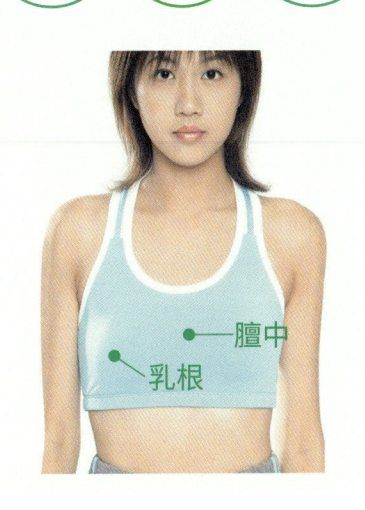

精準療法

1. 豬蹄1個，當歸10克加水300cc燉煮，連湯服用，每週兩次。
2. 紅豆50克，加水800cc煮，加糖適量調味，連湯帶豆一同服用。

醫師再次叮嚀

◎ 手部暨體部穴位刺激要領：力道強 - 約3公斤；長節奏，刺激9秒，休息9秒；時長15分鐘。

◎ 注意營養均衡，可以多吃含有豐富維生素E的食物，維生素E可以促進乳腺末梢血管擴張，讓乳房血液供應充足，進而使乳汁分泌增加，一般深色蔬菜、牛奶、雞蛋、杏仁果、花生、糙米、小麥胚芽等都是。

◎ 生活上，要有穩定的情緒，充足的睡眠以及適量的戶外運動。

CHAPTER 13　小兒科

小兒夏季熱
疏風散寒、宣肺解表

　　小兒夏季熱是兒科中的常見疾病，身處亞熱帶的台灣，每到炎炎夏日，就有許多小朋友容易罹患。本病有明顯的季節性，患者在氣候涼爽後皆能自然痊癒，多以1至5歲的幼兒最為常見。每逢夏季高溫，小朋友長期發熱（體溫約39至40℃）口渴、尿多、汗少為主要的病癥，一般至秋涼後能自癒，不過在來年連續發作的情況也相當普遍。患者因連續發熱，久則形體瘦、精神差、煩躁或困倦，身體機能抵抗力降低，往往容易導致合併感染，家長們應多為注意，並積極就醫。

　　在中醫學認為「夏季熱」是由於小兒體質嬌嫩，脾胃虛弱，氣陰不足，暑熱內蘊，耗傷津氣所致，歸類於「疰夏」、「注夏」或「夏痿」的範疇。因本病主要病理是暑熱傷陰傷氣，所以治法上當以清暑、益氣、生津為主。

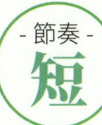

穴位療法

—手部穴位—
- 力道 - 弱
- 節奏 - 短
- 時間 - 5

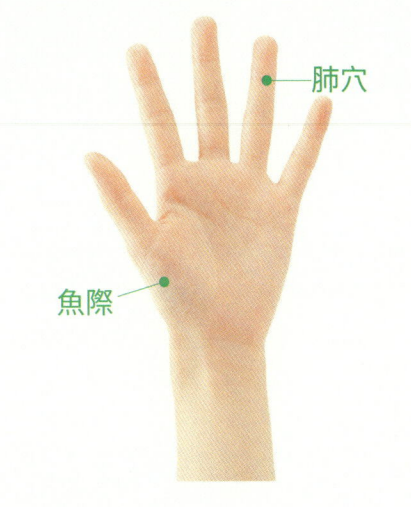

肺穴
魚際

—體部穴位—
- 力道 - 中
- 節奏 - 中
- 時間 - 10

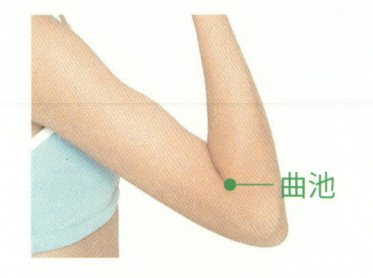

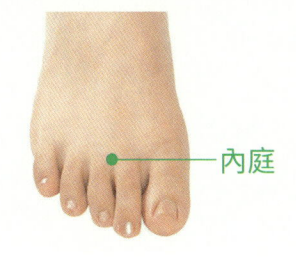

曲池
內庭

CHAPTER 13　小兒科——小兒夏季熱

精準療法

1. 金銀花 10 克，以水 500cc 煎煮至 300cc 去渣，每日分三次飲用。
2. 綠豆 50 克，加水 800cc、冰糖適量，每日飲用。

醫師再次叮嚀

◎ 手部穴位刺激要領：力道弱 - 約 1 公斤；短節奏，刺激 3 秒，休息 3 秒；時長 5 分鐘。
◎ 體部穴位刺激要領：力道中 - 約 2 公斤；中節奏，刺激 6 秒，休息 6 秒；時長 10 分鐘。
◎ 不能長期待在冷氣房中，通風涼爽的處所比較好。

小兒遺尿症

培元利濕、健脾調氣

通常小兒在三至四歲前的尿床現象是因為中樞神經系統尚未發育完全，大腦排尿中樞還不能控制膀胱括約肌所致，是屬於正常的生理現象。但小兒成長到3至4歲後，仍有經常性遺尿現象，就要懷疑是否有病態的可能性，如先天性膀胱括約肌發育不全、尿道炎及尿道其他局部刺激、營養不良等，也都會引起習慣性的尿床，須積極加以治療。

中醫認為遺尿症的發生，多由於小兒腎氣不足，下元虛冷，或病後體弱，脾肺氣虛不攝，或由於不良習慣所致（如飲食不規律、喜食冷飲等）。在辨證上可分為兩種：

(1) 腎氣不足型：在病徵上可見患兒臉色蒼白、脈沉遲無力，智力發展明顯較同年齡兒童緩慢，腰腿酸軟，小便清長，甚至常有四肢冰冷、畏寒感等。

(2) 脾肺氣虛型：精神不佳，四肢乏力，食慾不振，大便稀溏，舌苔淡，脈緩等現象。治法上以培元補腎、健脾益氣為主。

穴位療法

—手部穴位—

- 力道 **弱**
- 節奏 **短**
- 時間 **5**

夜尿點
陽谷

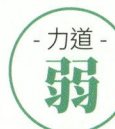

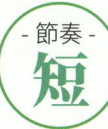

—體部穴位—

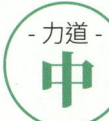

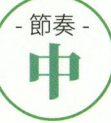

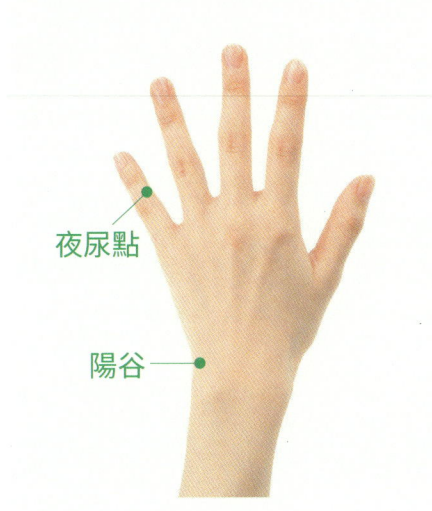

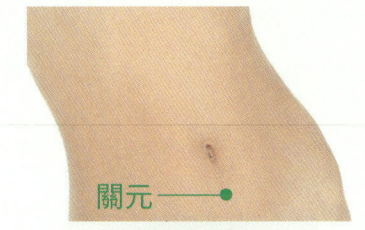

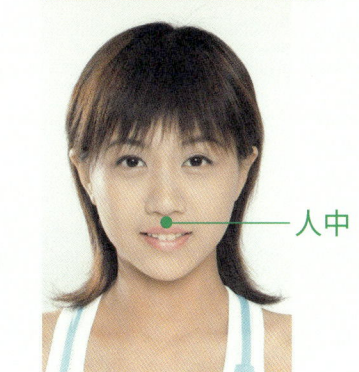

- 力道 **中**
- 節奏 **中**
- 時間 **10**

關元
人中

CHAPTER 13 小兒科——小兒遺尿症

精準療法

1. 補骨脂10克，以水500cc煎成300cc，去渣代茶飲用。
2. 桑螵蛸10克，以水500cc煎成300cc，去渣代茶飲用。

醫師再次叮嚀

◎ 手部穴位刺激要領：力道弱-約1公斤；短節奏，刺激3秒，休息3秒；時長5分鐘。

◎ 體部穴位刺激要領：力道中-約2公斤；中節奏，刺激6秒，休息6秒；時長10分鐘。

◎ 家長可督促兒童白天多飲水，並儘量延長兩次排尿的間隔時間，提高膀胱括約肌的控制能力。

兒童肥胖症

補腎健脾、祛濕化濁

兒童肥胖症，在從前的定義是指體重超過同年齡兒童正常體重的百分之二十，這個定義較為模糊，較不能涵蓋各種體型的患者。現在衛福部公布了以身體質量指數（BMI，即體重除以身高的平方）作為兒童及青少年肥胖和過重的界定指標。根據教育部 2017 年的統計，全台國小學童各有 31.9% 的男童及 24.1% 的女童屬於過重甚至肥胖的狀況，這項評估標準出爐後，民眾從此可簡單地了解家中的小朋友是否有過重、肥胖的問題。肥胖時，過剩的脂肪會使體內運行量增加，脂肪組織代謝所需的氧氣、血流量、營養素都會增加而引發各種疾病。如心血管有肥胖的問題，應即就醫尋求改善，以避免因肥胖所帶來的各項衍生疾病。

中醫認為「久坐傷氣」、「久臥傷氣」，兒童在飲食上沒有節制，攝取過高熱量，也沒有適量的運動幫助消耗脂肪，即是「形不動則精不流，精不流則氣鬱」、「好坐好靜，氣血流行不暢；脾胃呆滯，運化失司，水谷精微失於輸布，化為膏脂和水濕，留滯於肌膚、臟腑、經絡而致肥胖。」治法以通暢氣血、滋補脾腎為主。

穴位療法

—手部穴位—

- 力道 **弱**
- 節奏 **短**
- 時間 **5**

胃脾大腸區
神門

—體部穴位—

- 力道 **強**
- 節奏 **長**
- 時間 **15**

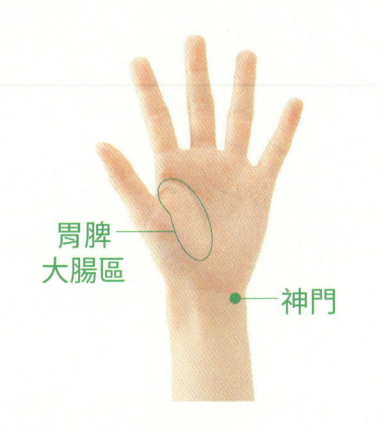

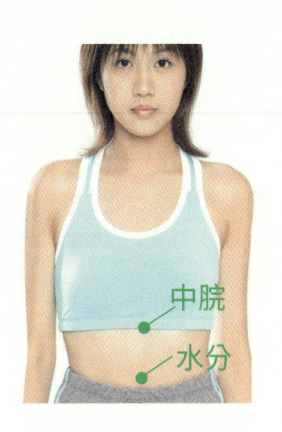

中脘
水分

CHAPTER 13 小兒科——兒童肥胖症

精準療法

1. 山楂 10 克，以水 500cc 煎成 300cc，去渣代茶飲用。
2. 當歸 10 克，以水 500cc 煎成 300cc，去渣代茶飲用。

醫師再次叮嚀

◎ 手部穴位刺激要領：力道弱 - 約 1 公斤；短節奏，刺激 3 秒，休息 3 秒；時長 5 分鐘。
◎ 體部穴位刺激要領：力道強 - 約 3 公斤；長節奏，刺激 9 秒，休息 9 秒；時長 15 分鐘。
◎ 飲食應以優質蛋白、低碳水化合物、低脂肪類食物為主。也要限制零食及甜食的攝取。
◎ 增加運動量，減少脂肪的囤積。

小兒夜啼

緩解情緒、鎮靜安神

小兒夜啼是嬰幼兒常見的症狀，通常指嬰幼兒夜間不明原因的哭鬧，但是白天又恢復正常，如同無事。在嬰幼兒8個月大至7、8歲之間都容易發生。現代醫理發現小兒夜啼的主因應與腦部發育尚未健全有關，加上營養失調或過度疲倦；環境的變換也會使得嬰幼兒的情緒受到驚嚇而導致夜啼。一般症狀為深睡時突然驚醒，並有驚恐不安、啼哭等現象。

中醫將小兒夜啼之病因，歸納為三個證型：**脾胃虛寒型**，證見面色青白，四肢發涼，食慾差，哭聲細微，大便時乾時稀，小便清長。**心火積熱型**，證見面色潮紅，體溫高，白天煩躁不安，夜間啼哭不止，哭聲大，淚多，眼屎多，小便黃等。**驚恐不寧型**，面色發紅，鼻周圍發青，入睡後驚動易醒，不易深眠，醒後啼哭不止。

治則上分以補益脾胃、清瀉心火、寧心安神為主。老一輩常用成方「八寶散」來治療小兒驚悸、夜啼、不眠等症狀，但由於八寶散的成分，含有熊膽、麝香、犀角等保育類動物製品，加上坊間炮製的標準不一，常有重金屬含量過高的疑慮，現在醫師多不推薦使用，並另以一些替代中藥來治療，成效亦是良好。

穴位療法

―手部穴位―

- 力道 - **強**
- 節奏 - **長**
- 時間 - **15**

大陵　　神門

―體部穴位―

- 力道 - **強**
- 節奏 - **長**
- 時間 - **15**

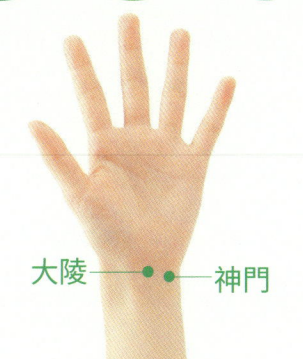

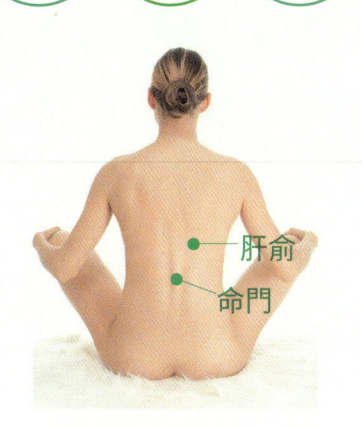

肝俞
命門

CHAPTER 13　小兒科――小兒夜啼

精準療法

1. **血虛型夜啼**：當歸粉0.3克，以乳汁或牛奶調灌，每日3次。
2. **脾胃虛寒、積滯型夜啼**：山楂粉0.5克，以乳汁或牛奶調灌，每日3次。
3. **驚恐不寧型夜啼**：百合30克，紅棗5枚，以水300CC煎至150CC去渣，每日3次，各服50CC。

醫師再次叮嚀

◎ 手部暨體部穴位刺激要領：力道強-約3公斤；長節奏，刺激9秒，休息9秒；時長15分鐘。
◎ 對於嬰幼兒的穴位按摩必須特別注意控制力道。
◎ 嬰幼兒的飲食均衡及消化功能，是否餵食過飽。
◎ 鈣質的缺乏亦會造成夜啼，應適量給予補充鈣質之營養品。

舒活家 HD2015Y

【暢銷逾 22 年 全新編修珍藏版】
全彩圖解 陳旺全神效穴療
每天 10 分鐘，精準按對穴位，改善常見病症

| 作　　者／陳旺全
| 選　　書／林小鈴
| 主　　編／梁志君
| 特約編輯／唐岱蘭

國家圖書館出版品預行編目 (CIP) 資料

【暢銷逾 22 年 全新編修珍藏版】全彩圖解陳旺全神效穴療 每天 10 分鐘，精準按對穴位，改善常見病症 / 陳旺全著 . – 三版 . -- 臺北市 : 原水文化出版 : 英屬蓋曼群島商家庭傳媒股份有限公司城邦分公司發行, 2025.04
　面；　公分
ISBN 978-626-7521-56-4(平裝)

1.CST: 穴位療法

413.915　　　　　　　　　　　　114003530

行銷經理／王維君
業務經理／羅越華
總 編 輯／林小鈴
發 行 人／何飛鵬

出　　版／原水文化
　　　　　台北市南港區昆陽街 16 號 4 樓
　　　　　電話：（02）2500-7008　　傳真：（02）2500-7579
　　　　　E-mail: H2O@cite.com.tw　FB：原水健康相談室
發　　行／英屬蓋曼群島商家庭傳媒股份有限公司城邦分公司
　　　　　台北市南港區昆陽街 16 號 8 樓
　　　　　書虫客服服務專線：02-25007718；25007719
　　　　　24 小時傳真專線：02-25001990；25001991
　　　　　服務時間：週一至週五上午 09:30 ～ 12:00；下午 13:30 ～ 17:00
　　　　　讀者服務信箱：service@readingclub.com.tw
劃撥帳號／19863813；戶名：書虫股份有限公司
香港發行／城邦（香港）出版集團有限公司
　　　　　香港九龍土瓜灣土瓜灣道 86 號順聯工業大廈 6 樓 A 室
　　　　　電話：(852)2508-6231　傳真：(852)2578-9337
　　　　　電郵：hkcite@biznetvigator.com
馬新發行／城邦（馬新）出版集團
　　　　　41, Jalan Radin Anum, Bandar Baru Sri Petaling,
　　　　　57000 Kuala Lumpur, Malaysia.
　　　　　電話：(603) 90563833　傳真：(603) 90576622
　　　　　電郵：services@cite.my

內文排版／劉麗雪
封面設計／Cindy
攝　　影／徐榕志（子宇影像工作室）
製版印刷／科億印刷股份有限公司
三版 1 刷／2025 年 4 月 29 日
定　　價／450 元

ISBN：978-626-7521-56-4（平裝）
ISBN：978-626-7521-47-2（EPUB）
有著作權 • 翻印必究（缺頁或破損請寄回更換）

城邦讀書花園
www.cite.com.tw